医药类高职高专院校"十三五"规划教材·药学类专业

天然药物化学

第3版

主　编　刘诗洙

副主编　武　佳　赵　华

编　者（以姓氏笔画为序）

申作洁　江西卫生职业学院

刘诗洙　江西卫生职业学院

刘桓宇　辽宁医药职业学院

武　佳　首都医科大学燕京医学院

赵　华　辽宁医药职业学院

侯敏娜　陕西国际商贸学院

郭飞宇　宜春职业技术学院

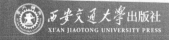

图书在版编目(CIP)数据

天然药物化学/刘诗泱主编.—3版.—西安:西安交通大学出版社,2020.7(2024.12重印)

ISBN 978-7-5693-1082-5

Ⅰ.①天… Ⅱ.①刘… Ⅲ.①生物药-药物化学 Ⅳ.①R284

中国版本图书馆 CIP 数据核字(2020)第 125461 号

书　　名	天然药物化学(第3版)
主　　编	刘诗泱
责任编辑	王　雯
出版发行	西安交通大学出版社
	(西安市兴庆南路1号　邮政编码710048)
网　　址	http://www.xjtupress.com
电　　话	(029)82668357　82667874(市场营销中心)
	(029)82668315(总编办)
传　　真	(029)82668280
印　　刷	西安日报社印务中心
开　　本	787mm×1092mm　1/16　印张　10.5　字数　252千字
版次印次	2020年8月第3版　2024年12月第5次印刷
书　　号	ISBN 978-7-5693-1082-5
定　　价	29.00元

如发现印装质量问题,请与本社市场营销中心联系。

订购热线:(029)82665248　(029)82667874

投稿热线:(029)82668803

读者信箱:med_xjup@163.com

版权所有　侵权必究

再版说明

上一版医药类高职高专院校规划教材于2016年出版,现已使用近4年,为我国药学类职业教育培养大批药学专业技能型人才发挥了积极的作用。本套教材着力构建具有药学专业特色和专科层次特点的课程体系,以职业技能培养为根本,力求满足学科、教学和社会三方面的需求。

随着我国职业教育体制改革的不断深入,药学类专业办学规模在不断扩大,办学形式、专业种类、教学方式亦呈多样化发展。同时,随着我国医疗卫生体制改革,国家基本药物制度和执业药师制度建设不断深入推进与完善,以及《中国药典》(2020年版)的颁布等,对药学职业教育也提出了新的要求和任务。为了更好地贯彻落实《国家中长期教育改革和发展规划纲要(2011—2020年)》文件精神,顺应职业教育改革发展的趋势,在总结汲取上一版教材成功经验的基础上,西安交通大学出版社医学分社于2020年启动了"医药类高职高专院校'十三五'规划教材•药学类专业"的再版工作。

本轮教材改版,以《高等职业学校专业教学标准(试行)》为依据,按照新的《中华人民共和国药品管理法》《国家基本药物目录》《国家非处方药目录》要求,进一步提高教材质量,邀请医药院校教师、医药企业人员共同参与,以对接高职高专药学类专业教学标准和职业标准。教材编写以就业为导向,以能力为本位,以学生为主体,突出药学专业特色,以国家执业药师资格准入标准为指导,以培养技能型、应用型专业技术人才为目标,坚持"基础够用,突出技能"的编写原则,做到精简实用,从而更有效地施惠学生、服务教学。

为了便于学生学习、教师授课,在教材内容、体例设置上编出特色,教材各章开篇以教学要求为标准,编写"学习目标";正文中根据课程、教材特点有选择性地增加"知识拓展""实例解析""课堂活动""思维导图"等模块;在每章内容后附有"目标检测",供教师和学生检验教学效果、巩固复习使用。此外,本轮教材编写紧扣执业药师资格考试大纲,增设了"考纲提示"模块,根据岗位需要设计教材内容,力求与生产实践、职业资格鉴定(技能鉴定)无缝对接。

由于众多教学经验丰富的专家、学科带头人和教学骨干教师积极踊跃并严谨认真地参与本轮教材的编写,使教材的质量得到了不断完善和提高,并被广大师生所认同。在此,西安交通大学出版社医学分社对长期支持本套教材编写和使用的院校、专家、老师及同学们表示诚挚的感谢!我们将继续坚持"用最优质的教材服务教学"的理念,为我国医药学职业教育做出应有的贡献。

本轮教材出版后,各位教师、学生在使用过程中,如发现问题请及时反馈给我们,以便及时更正和修订完善。

编审委员会

主任委员

高健群(宜春职业技术学院)　　杨　红(首都医科大学燕京医学院)

副主任委员

刘诗泱(江西卫生职业学院)　　张知贵(乐山职业技术学院)
李群力(金华职业技术学院)　　涂　冰(常德职业技术学院)
王玮瑛(黑龙江护理高等专科学校)　　郑向红(福建卫生职业技术学院)
刘　敏(宜春职业技术学院)　　魏庆华(河西学院)
郭晓华(汉中职业技术学院)

委　　员(按姓氏笔画排序)

马廷升(湖南医药学院)　　孟令全(沈阳药科大学)
马远涛(西安医学院)　　郝乾坤(杨凌职业技术学院)
王　萍(陕西国际商贸学院)　　侯志英(河西学院)
王小莲(河西学院)　　侯鸿军(陕西省食品药品监督管理局)
方　宇(西安交通大学)　　姜国贤(江西中医药高等专科学校)
邓超澄(广西中医药大学)　　徐世明(首都医科大学燕京医学院)
刘　徽(辽宁医药职业学院)　　徐宜兵(江西中医药高等专科学校)
刘素兰(江西卫生职业学院)　　黄竹青(辽宁卫生职业技术学院)
米志坚(山西职工医学院)　　商传宝(淄博职业学院)
许　军(江西中医药大学)　　彭学著(湖南中医药高等专科学校)
李　淼(漳州卫生职业学院)　　曾令娥(首都医科大学燕京医学院)
吴小琼(安顺职业技术学院)　　谢显珍(常德职业技术学院)
张多婷(黑龙江民族职业学院)　　蔡雅谷(泉州医学高等专科学校)
陈素娥(山西职工医学院)

前　言

为贯彻国务院《关于加快发展现代职业教育的决定》的精神,加强职业教育教学基本建设,充分利用"互联网+"技术,促进职业教育专业教学科学化、标准化、规范化、数字化,提高职业教育质量,培养新形势下德、智、体、美全面发展的专业技能型人才,西安交通大学出版社组织编写了本套教材。

天然药物化学是一门以化学、物理、天然药物学等为基础,以帮助学生建立药学专业知识和技能为目的的基础性、应用性课程,是连接药学专业课程和药学行业执业领域岗位工作的纽带。教材编写组邀请从事多年教学工作的专业教师,组成了编写团队;在编写思路上,突出基础理论知识"必需、够用",强调满足药士执业资格证书考试的需求;在编写大纲制订上,以岗位技能训练、职业能力培养为核心;在教学内容选取上,依据开展相关的各项药学业务活动和工作任务流程,体现课程内容与职业标准对接、教学过程与工作过程对接。本教材对药学岗位基础工作内容的介绍尽可能做到深入浅出,体现职业教育与终身学习对接,强化职业教育的知识、技术积累;同时,考虑到职业教育特点,全书设置了学习目标、案例分析、课堂练习、知识拓展、目标检测等模块,帮助学生提高学习的效果。

全书共分九章,涵盖了本课程中常见的、重要的有效成分类型;部分章节安排了精心选取的实训项目,附在全书后,供各校在教学中参考使用。在编写分工上,江西卫生职业学院刘诗洮、申作洁老师编写了第一章和第六章,宜春职业技术学院郭飞宇老师完成了第二章的编写工作,陕西国际商贸学院侯敏娜老师负责第三章和第四章的编写,首都医科大学燕京医学院武佳老师编写了第五章和第九章,辽宁医药职业学院赵华、刘桓宇老师编写了第七章和第八章;全书由武佳老师、赵华老师初审,刘诗洮老师做了最后的审核、统稿工作。

在本教材的编写过程中,参与编写的老师付出了辛勤的劳动,江西卫生职业学院药学系沈军波老师帮助拍摄了部分实训仪器设备、装置;教材的编写还得到了所有参编老师所在单位的大力支持,在此,教材编写组深表感谢。

由于编者水平有限,本教材难免存在疏漏之处,恳请读者批评指正,以便修订时进一步完善。

编者
2020 年 6 月

目 录

第一章　总论 …………………………………………………………………… (001)
　　第一节　绪论 ………………………………………………………………… (001)
　　第二节　天然药物化学成分提取的方法与技术 …………………………… (005)
　　第三节　天然药物化学成分分离与精制的方法 …………………………… (012)
　　第四节　天然药物化学成分检识与鉴定的方法 …………………………… (019)

第二章　糖和苷类化合物 …………………………………………………… (026)
　　第一节　糖类化合物 ………………………………………………………… (026)
　　第二节　苷类化合物 ………………………………………………………… (032)

第三章　苯丙素类化合物 …………………………………………………… (042)
　　第一节　苯丙酸类化合物 …………………………………………………… (043)
　　第二节　香豆素类化合物 …………………………………………………… (044)
　　第三节　木脂素类化合物 …………………………………………………… (048)

第四章　醌类化合物 ………………………………………………………… (055)
　　第一节　醌类化合物的结构与分类 ………………………………………… (055)
　　第二节　醌类化合物的理化性质 …………………………………………… (059)
　　第三节　醌类化合物的提取和分离 ………………………………………… (063)
　　第四节　醌类化合物检识 …………………………………………………… (064)

第五章　黄酮类化合物 ……………………………………………………… (068)
　　第一节　黄酮类化合物的结构类型 ………………………………………… (068)
　　第二节　黄酮类化合物的理化性质 ………………………………………… (071)
　　第三节　黄酮类化合物的提取与分离 ……………………………………… (075)
　　第四节　黄酮类化合物的检识与鉴定 ……………………………………… (077)

第六章　萜类与挥发油 ……………………………………………………… (084)
　　第一节　萜类化合物的结构与分类 ………………………………………… (084)
　　第二节　挥发油 ……………………………………………………………… (088)

第七章　皂苷与强心苷类化合物 …………………………………………… (097)
　　第一节　皂苷类化合物 ……………………………………………………… (097)
　　第二节　强心苷类化合物 …………………………………………………… (105)

第八章　生物碱类化合物 …………………………………………………… (117)
　　第一节　生物碱类化合物的结构类型 ……………………………………… (117)
　　第二节　生物碱类化合物的理化性质 ……………………………………… (119)

I

第三节　生物碱类化合物的提取与分离 …………………………………………… (124)
　　第四节　生物碱类化合物的色谱鉴定 ………………………………………………… (127)
第九章　其他成分 ……………………………………………………………………………… (132)
　　第一节　鞣　质 ……………………………………………………………………………… (132)
　　第二节　有机酸 ……………………………………………………………………………… (137)
　　第三节　氨基酸与蛋白质 …………………………………………………………………… (139)
实训项目 ………………………………………………………………………………………… (144)
　　实训项目一　天然药物化学成分的提取、分离、检识常用技术 ………………………… (144)
　　实训项目二　虎杖中游离蒽醌类成分的提取、分离和检识 ……………………………… (145)
　　实训项目三　槐米中芦丁的提取分离与鉴别检识 ………………………………………… (146)
　　实训项目四　八角茴香中挥发油的提取、分离与检识 …………………………………… (149)
　　实训项目五　黄柏中小檗碱的提取、精制与检识 ………………………………………… (151)
参考答案 ………………………………………………………………………………………… (154)
参考文献 ………………………………………………………………………………………… (157)

第一章 总 论

学习目标

【掌握】天然药物化学成分溶剂提取、水蒸气蒸馏提取、实验室化学和色谱检识鉴定等常用的方法和技术。

【熟悉】有效成分的概念、天然药物中常见的重要化学成分类型,溶剂萃取法、沉淀法等常用分离方法和技术。

【了解】天然药物化学课程与药学行业岗位工作的关系,其他较常用的天然药物化学成分提取、分离、检识鉴定方法。

第一节 绪 论

一、天然药物化学的性质与任务

(一)天然药物化学的性质

天然药物化学是一门应用现代科学理论、方法和技术研究天然药物中化学成分的学科,是高等职业教育药学专业主要专业课程之一,也是国家执业药师资格考试必考课程之一。该课程内容包括:天然药物中化学成分的结构特点、理化性质、提取分离、检识鉴定方法和技术,以及天然药物中有生物活性的化学成分的应用等。

天然药物是药物的重要组成部分,以植物来源为主,包括植物、矿物、动物、微生物等。天然药物的起源和发展与人类生存密不可分,人类在寻找食物的同时也发现了药物。从《淮南子·修务训》中关于神农尝百草的记载开始,人们对天然药物的认识与应用、积累与发展已有数千年的历史。

天然药物化学是药学科学中不可或缺的一个重要分支,在新药研发、中药及中药制剂生产、质量检验和控制、药品流通及临床应用等方面,天然药物化学都有着非常广泛而重要的实践指导意义。

(二)天然药物化学的发展

在古代,我国就对天然药物化学成分有所研究。晋代葛洪所著的《抱朴子》记载:"丹砂烧之成水银,积变又还成丹砂",描述了化学反应的可逆性;明朝李梴所著《医学入门》中写道:"五倍子粗粉,并矾、曲和匀,如作酒曲样,入瓷器遮不见风,候生白取出",描述了用发酵法从天然药物五倍子中得到没食子酸的过程。

1769年,瑞典药师、化学家舍勒将酒石(酒石酸氢钾)转化为钙盐,再用硫酸制得酒石酸,从而拉开了从天然药物中分离有机化学成分的序幕。第一个天然活性成分吗啡是1805年由德国药师塞图尔从阿片中提取得到的。此后的100多年科学家相继从天然药物中寻找、发现了大量的活性成分,如吐根碱、奎宁、咖啡因、阿托品、洋地黄毒苷等,它们目前仍是常用的药物。20世纪50年代后,从印度萝芙木中获得的降压成分利血平、从降血糖药长春花中获得的抗癌活性成分长春碱和长春新碱、70年代自美登木中获得的抗癌有效成分美登木碱、90年代发现并被誉为抗癌药三大成就之一的紫杉醇,都是很有价值的药物。

(三)天然药物化学的任务

天然药物化学的核心是研究天然药物中的药效活性物质,这对提示中药的作用机制、方剂理论、配伍规律,继承和发扬中医药学遗产,保证药材的质量、优化制剂工艺、制定中药制剂标准、实现中药现代化具有极其重要的意义。

 知识拓展

屠呦呦与青蒿素

屠呦呦是中国中医科学院研究员,她和她的团队经过多年不懈的努力,从天然药物青蒿中提取得到抗疟活性成分青蒿素,并对青蒿素结构进行修饰,合成了比青蒿素抗疟活性更强的双氢青蒿素。青蒿素、双氢青蒿素等系列药物用于临床后,挽救了数以百万计疟疾患者的生命。

2011年,屠呦呦获得了美国最高生物医学奖——拉斯克临床医学奖;2015年,屠呦呦作为中国科学家,首次获得世界最高科学奖——诺贝尔生理学或医学奖。

1. 探索天然药物治病的原理

天然药物所含的成分复杂,各种成分相互影响,含量也不稳定。明确天然药物活性成分,研究其化学结构与疗效、毒性之间的关系,运用现代科学技术了解其在人体内的吸收、分布、代谢和排泄过程,才能进一步研究其作用机制。

如中药麻黄具有发散风寒、宣肺平喘、利水消肿等功效,通过对麻黄的活性成分研究发现:麻黄中的挥发性成分α-松油醇能降低小鼠体温,是其发散风寒的活性成分;具有平喘活性的成分是麻黄碱和去甲麻黄碱,前者具有肾上腺素样作用,能收缩血管、兴奋中枢,后者亦有促进支气管平滑肌收缩的作用;而利水的活性成分则是伪麻黄碱,它具有升压、利尿的作用。

2. 控制天然药物及其制剂的质量

天然药物防治疾病的作用与其活性成分的存在和含量的多少有关,并受到天然药物的品种、产地、采收季节、加工方法、贮存条件等因素影响。明确了天然药物的活性成分,才能通过定性和定量分析,控制天然药物及其制剂的质量。

如《中国药典》(2015版)规定,洋金花干燥品,含生物碱以东莨菪碱计,不得少于0.15%。又如,中药银黄注射液是由金银花、黄芩两味中药中的活性成分配制而成,绿原酸为金银花的主要活性成分之一,黄芩苷是黄芩的主要活性成分,故可用高效液相色谱法测定制剂中绿原酸和黄芩苷的含量,以控制银黄注射液的质量。

3. 改进剂型,提高制剂临床疗效

中药传统制剂如汤、膏、丹、丸、散等,在我国有数千年的医疗临床应用,实践证明具有很好的治疗作用。但是,如果要更好地适应现代快节奏的生活方式,以及现代医学防病、治病的需要,应该尝试做必要的剂型改造、改进。

在研究天然药物活性成分的基础上,对其活性成分进行提取分离,再用现代技术加工制成的新剂型,如清开灵注射液、复方丹参滴丸、银黄口服液、双黄连粉针剂、板蓝根冲剂等,通过改变给药途径,提高了生物利用度和疗效,拓宽了应用范围,实践证明,达到了临床应用安全、高效、使用方便的目的。

4. **促进天然药物的开发和利用**

(1) 开辟和扩大天然药物资源　当天然药物资源缺乏时,可根据其中的有效成分,从亲缘植物,甚至从其他科属植物中寻找同一有效成分,扩大天然药物资源。例如,具有抗菌、消炎作用的小檗碱,最早是从毛茛科植物黄连中分离得到的,之后发现小檗属的三棵针、防己科的古三龙、芸香科的黄柏等植物中也含有此成分。目前,制药工业提取小檗碱多以三棵针、古三龙、黄柏等为原料。

(2) 降低毒性,提高疗效　了解天然药物中有效成分,有利于除去其中的无效、有毒成分。中药炮制是中医药传统制药技术,通过炮制使天然药物中的化学成分发生变化,可达到提高疗效、降低毒性的目的。如乌头为剧毒药,其毒性成分主要为乌头碱等双酯型生物碱,将乌头用蒸、煮等方法进行炮制,使乌头碱等化合物的酯键水解,生成毒性较低的醇胺型化合物,如乌头原碱,制得的制乌头既保留了镇痛、消炎的作用,毒性也大大降低了。

(3) 提取制药原料和中间体　从天然药物中提取某些制药原料及中间体,再通过半合成生产,可以缩短许多药物的生产周期,降低生产成本。如我国薯蓣属植物中,有近90种植物均含有甾体皂苷元类化学成分,是生产激素类药物的甾体原料;再如,从锡生藤的根茎提取海牙亭,可作为肌肉松弛药傣肌松的半合成原料。

(4) 结构修饰改造,研制新药　天然药物有效成分可作为现代合成药物的先导化合物,进行结构修饰或改造开发为新药。如从秋水仙碱结构改造所得到的秋水仙胺抗癌效果不变,而毒性降为原药的1/10~1/20;吗啡的合成代用品哌替啶,保留了镇痛作用,而成瘾性却比吗啡小。人工合成生产天然药物有效成分的例子也很多,如紫杉醇、小檗碱、麻黄碱、阿托品、天麻苷、川芎嗪等,都可通过人工合成的方法获得。

二、天然药物中有效成分的概念

天然药物所含化学成分多为有机化合物,种类繁多且极为复杂。往往在一种天然药物中含有多种化学成分,这些化学成分中的活性成分是天然药物防治疾病的基础。如中药麻黄中含有麻黄碱、伪麻黄碱等多种生物碱,是药材麻黄的活性成分,其中麻黄碱具有平喘、解痉的作用,伪麻黄碱则有升压、利尿的作用。麻黄除含以上活性成分外,还含有挥发油、淀粉、树脂、叶绿素、纤维素、草酸钙等其他成分。

1. **有效成分**

通常把具有生物活性,可以用分子式和结构式表示,并具有一定物理常数(如熔点、沸点、旋光度、溶解度等)的单体化合物,称为有效成分或活性成分,如麻黄中的麻黄碱和伪麻黄碱。

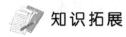

有效成分具有两大特点

1. 多样性：一种天然药物中有效成分可能是一种，也可能是多种。如阿片中的吗啡具有镇痛作用，罂粟碱具有解痉作用，可待因具有显著的镇咳作用；麻黄碱和伪麻黄碱是麻黄中具有不同药理作用的有效成分，前者具有平喘、解痉的作用，后者则有升压、利尿的作用。

2. 相对性：有效成分和无效成分是相对而言的，应根据不同实际情况判断。如多糖、蛋白质、氨基酸类成分，大多被视为无效成分，在天然药物加工过程中往往设法除去，但有时是该药物的有效成分，有一定的生物活性。如黄芪中的黄芪多糖具有提高人体免疫力的功能，猪苓中所含的猪苓多糖具有抗癌作用，天冬中的氨基酸天门冬素具有祛痰止咳、抗菌、抗肿瘤的作用。

2. 有效部分

尚未提纯、分离为单体化合物的有效成分混合体，称为有效部位或有效部分，如麻黄煎煮液，其中含有麻黄碱、伪麻黄碱等多种生物碱和水溶性杂质等。

3. 无效成分

与有效成分共存的其他成分称为无效成分或杂质，如麻黄中的挥发油、淀粉、树脂、叶绿素、纤维素、草酸钙等其他成分。

在多数情况下，把天然药物中含有的比较特殊的化学成分视为有效成分，如生物碱、黄酮、香豆素、强心苷、皂苷、蒽醌、挥发油等；而将天然药物中普遍含有的化学成分，如蛋白质、糖类、油脂、色素、树脂、鞣质等视为无效成分。

三、天然药物中常见的化学成分类型

动植物在生长的新陈代谢过程中，形成了多种化学物质，大致可分为两大类。

一类是天然药物在生长过程中，为了适应环境的变化而产生的特殊成分，如生物碱、黄酮、蒽醌、香豆素、强心苷、皂苷、萜类、挥发油等，这些特殊成分并不是所有天然药物中都含有的，而是存在于不同天然药物的不同部位，是天然药物防治疾病的物质基础，通常被视为有效成分，如表1-1所示。

表1-1 常作为天然药物有效成分的化学成分类型

常见类型名称	主要来源和分布特点	成分举例
黄酮类化学成分	绝大多数植物中都含有，在植物的生长、发育、开花、结果以及抗菌、防病等方面起着重要作用	槲皮素(红旱莲)、银杏素(银杏)
蒽醌类化学成分	存在于高等植物的蓼科、茜草科、鼠李科、百合科、豆科以及低等植物的地衣类和菌类的代谢产物中	金丝桃素(贯叶连翘)、芦荟苷(芦荟)
香豆素类化学成分	在植物界分布广泛，如伞形科、豆科、芸香科、茄科、菊科等均有分布	七叶内酯(秦皮)、亮菌甲素(茵陈)
萜类化学成分	在自然界分布广泛，结构多样、数量庞大、生物活性广，是寻找和发现天然药物活性成分的重要来源	青蒿素(黄花蒿)、穿心莲内酯(穿心莲)

续表

常见类型名称	主要来源和分布特点	成分举例
挥发油类化学成分	主要存在于种子植物,尤其是芳香性植物中,是具有芳香性气味的油状物质,生物活性多样	冰片(龙脑香树)、八角茴香油(八角茴香)
生物碱类化学成分	在高等植物尤其是双子叶植物中分布较广,数量多、药理作用广,有许多已经在临床上得到应用	麻黄碱(麻黄)、长春新碱(长春花)

另一类天然药物化学成分,是维持天然药物生长所必需的功能、营养物质,如糖类、蛋白质、酯类、色素、油脂、鞣质、有机酸、无机盐等,这些成分大多数是天然药物中都含有的一般成分,临床用途不大,在大多数药材中被视为无效成分,但在部分植物中含量较高,且有较好的生物活性,因此被认为是这些药材的有效成分,如五倍子中的鞣质具有收敛作用,天花粉中的蛋白质具有引产作用,金银花中的绿原酸具有抑菌作用。

天然药物中各类常见、主要的化学成分,将在本书的第二章至第九章中分别进行介绍。

第二节　天然药物化学成分提取的方法与技术

天然药物中的化学成分较为复杂,要研究和应用其中的某些成分,须将它们从天然药物中提取出来。提取一般是指选用适宜的溶剂和适当的方法,将有效成分尽可能完全地从原药材中提出的过程。常用的提取方法有溶剂提取法、水蒸气蒸馏法及其他提取法。

一、溶剂提取法

溶剂提取法是应用最普遍的方法,是根据天然药物中各化学成分的溶解性,选用对有效成分溶解度大而对其他成分溶解度小的溶剂,用适当的方法将有效成分尽可能完全地从药材组织中溶解出来的方法。

(一)基本原理

溶剂提取法的基本原理,一是"相似相溶原理",即化学成分的极性与溶剂的极性相似,一般易被溶解提出;二是渗透—溶解—扩散—动态平衡,即溶剂渗透进入药材细胞内部溶解有效成分,形成细胞内外浓度差,在浓度差的作用下,有效成分从浓度较高的细胞内向浓度较低的细胞外扩散,至细胞内外溶液浓度达到动态平衡即完成一次提取。滤出此溶液,再加入新溶剂,使细胞内外产生新的浓度差,提取继续进行,直至有效成分尽可能多地被溶解提出。

(二)溶剂的选择

溶剂提取法的关键是选择适宜的溶剂。选择的溶剂一般应符合以下要求:一是溶剂对有效成分溶解度大,对杂质溶解度小;二是溶剂不与有效成分发生化学反应;三是溶剂要使用安全、价廉易得、易于回收等。选择提取溶剂,主要考虑被提取有效成分的性质、与其共存无效成分的性质、溶剂的极性等三个因素。

1. **常用提取溶剂的极性及分类**

通常分子小、碳数少、分子内有极性基团的溶剂,其极性较大。常用溶剂的极性大小排列顺序及主要的理化性质见表1-2。

表1-2 常用溶剂的主要物理性质

极性	溶剂	介电常数 ε	分子式	密度	类型
大↓小	水	80.0	H_2O	1.00	水
	甲醇	31.2	CH_3OH	0.791	亲水性有机溶剂
	乙醇	26.0	CH_3CH_2OH	0.790	
	丙酮	21.5	CH_3COCH_3	0.792	
	正丁醇	17.5	$CH_3(CH_2)_3OH$	0.809	亲脂性有机溶剂
	乙酸乙酯	6.1	$C_4H_8O_2$	0.901	
	三氯甲烷	5.2	$CHCl_3$	1.484	
	乙醚	4.3	$C_4H_{10}O$	0.713	
	苯	2.3	C_6H_6	0.876	
	石油醚	1.8	低级烷烃	0.64～0.66	

(1) 水　为极性最大的常用溶剂,包括酸水和碱水。水对药材组织的穿透力大,渗透进入细胞后可溶解亲水性成分。由于水有安全、价廉、溶解范围较广、对设备要求较低等优点,因此制药企业常常选用水作为提取溶媒。

知识拓展

多糖的溶解性

多糖是天然药物中最常见的化学成分类型之一。因其分子太大,难溶于冷水,能溶于热水而形成黏稠的胶状溶液,故富含多糖类的中药不宜用煎煮法提取,否则药液因黏稠度过大会造成过滤困难。

(2) 亲水性有机溶剂　指极性较大,既能与水任意混溶,又能与多数亲脂性有机溶剂混溶的有机溶剂(甲醇和石油醚不可互溶),常见的如甲醇、乙醇、丙酮等。因甲醇毒性较强,丙酮价格较贵,故以乙醇最为常用。该类溶剂是溶解化学成分范围最广的溶剂,既可溶解大多数亲水性成分,又可溶解亲脂性成分。

(3) 亲脂性有机溶剂　指极性较小,与水不混溶出现分层现象的有机溶剂。常见的有正丁醇、乙酸乙酯、乙醚、三氯甲烷、苯、石油醚等。该类溶剂可溶解亲脂性成分,但由于对药材组织的穿透性相对较差、毒性较大、易燃易爆,故而在提取中应用受限。

上述三类溶剂在天然药物化学成分提取中应用的特点见表1-3。

表1-3 常用三类溶剂的应用特点

溶剂	优点	缺点
水	安全、经济、易得	易发霉变质,难以保存;易发生酶解反应;沸点高,难浓缩;提取液中水溶性杂质多

续表

溶剂	优点	缺点
亲水性有机溶剂	溶解范围广,易保存、回收,提取液中水溶性杂质少	易燃,选择性低
亲脂性有机溶剂	选择性强,易回收	价高、易燃、有毒,对设备要求高

2. 天然药物化学成分在常用溶剂中的溶解性

依据"相似相溶"原理,天然药物中的亲水性成分易溶于水和亲水性有机溶剂,亲脂性成分则易溶于亲水性有机溶剂与亲脂性有机溶剂。因此,实际工作中可针对某药材中已知成分的性质,选择相应的溶剂进行提取,见表1-4。

表1-4 常见各类化学成分的溶解性

醇溶性分类	化学成分	溶解性分类
非醇溶性	多糖(如淀粉、树胶、果胶、黏液质等)、蛋白质、无机盐	亲水性成分(水溶性成分)
醇溶性	生物碱盐、苷类、低级脂肪酸、水溶性色素(如花色素)、单糖、氨基酸、鞣质	
	游离生物碱、苷元、高级脂肪酸、芳香族有机酸、脂溶性色素(如叶绿素、胡萝卜素)、树脂、挥发油、油脂、蜡	亲脂性成分(脂溶性成分)

 知识拓展

不同浓度乙醇的应用

乙醇的溶解性能较好,提取范围广,浓度不同可提取不一样的有效成分。

乙醇含量>90%:适于提取挥发油、有机酸、树脂、叶绿素等。

乙醇含量在50%~70%:适于提取生物碱、苷类等化合物。

乙醇含量20%~50%:适于提取蒽醌类,可缓解酯类、苷类等的水解,具有防腐作用。

(三)提取方法与操作技术

1. 浸渍法

在常温或温热条件下,将天然药物置于适当容器中,以适量溶剂浸泡(静态浸出),溶出有效成分。

(1)操作技术 将天然药物粉碎后,装入有盖容器中,加入适量溶剂充分浸没,搅拌或振摇后浸渍24小时以上,滤过得浸出液。药渣继续加入新溶剂,重复提取2~3次,合并浸出液,浓缩后即得提取物。

(2)注意事项 ①根据具体情况,控制溶剂的用量和浸渍的时间;②以水为溶剂时,需注意防止霉变。

2. 渗漉法

在常温条件下,将天然药物装入渗漉筒中,通过持续、匀速添加浸出溶剂,在其渗过药粉从渗漉筒下口流出的动态浸出过程中,浸出有效成分。

(1)操作技术　将天然药物粉碎后,加入适量溶剂浸润使其充分膨胀,均匀装入渗漉筒中,在药材上方置一平整圆形滤纸,再在滤纸上放些小型、干净的重物(如细石块、玻璃球等),从筒上方不断添加溶剂浸渍,溶剂自上而下流经药材的同时溶解有效成分,最终由筒下口流出得到渗漉液。渗漉装置如图1-1所示。

(2)注意事项　①药材粗粉要先浸润;②装筒应松紧适度,装入量一般约为渗漉筒高度的2/3;③渗漉速度需注意调整,用螺旋夹控制流速,一般控制在1~5mL/min。

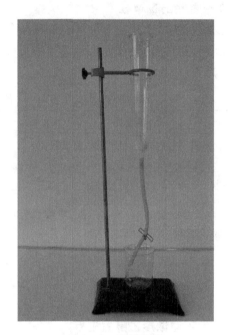

图1-1　渗漉装置

3. 煎煮法

将天然药物置于煎煮容器中,以水为提取溶剂,加热煮沸溶解提出有效成分。煎煮法是溶剂提取法中最常用的方法之一。

(1)操作技术　将天然药物粉碎后,置于煎煮器中,加水充分浸没,加热煮沸一定时间后,滤过得煎煮液。药渣加水继续煎煮,重复提取2~3次,合并煎煮液,浓缩后即得提取物。

(2)注意事项　①溶剂必须是水或酸水、碱水溶液;②禁用铁锅铁器;③小量提取时,一般第一次煎煮20~30分钟;大量提取时第一次煎煮约1小时,第二、三次煎煮时间可酌减;④加热操作时应注意搅拌、补加水。

4. 回流提取法

将天然药物和有机溶剂置于回流提取装置中,以水浴加热将有效成分提出,溶剂受热蒸发后在冷凝管中冷凝为液体流回提取器,是较为常用的一种提取方法。

(1)操作技术　将天然药物粉碎后,装入烧瓶中,加入适量溶剂充分浸没,上方接通冷凝管,置水浴上加热回流1~2小时,滤过得提取液。换用新的溶剂重复回流提取2~3次,合并提取液,浓缩后可得提取物。回流提取装置见图1-2。

(2)注意事项　①药材和溶剂的装入量一般为烧瓶容量的1/3~1/2;②水浴加热回流,一般第一次保持沸腾约1小时,第二、三次约为半小时即可;③为防止爆沸,可加沸石。

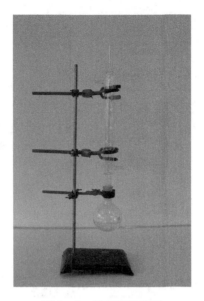

图1-2 回流提取装置

5.连续回流提取法

在回流提取法的基础上,用少量溶剂进行连续循环回流提取,充分将有效成分浸出,这是提取相对最完全、溶剂用量最少的一种方法。

(1)操作技术 将天然药物粉碎后,装于滤纸筒放入提取器中,装药高度不超过虹吸管的顶端。烧瓶内溶剂在水浴上加热气化,蒸汽通过蒸汽上升管进入冷凝管冷却成液体,滴入提取器内,对药材进行浸泡提取。当提取器溶剂液面超过虹吸管高度时,提取器内提取液全部通过虹吸作用回到烧瓶中,完成对药材的一次浸泡提取。烧瓶内溶剂继续受热气化、冷凝、回滴、浸泡提取,再虹吸回烧瓶内,如此反复提取,直至将有效成分提尽。连续回流提取装置如图1-3所示。

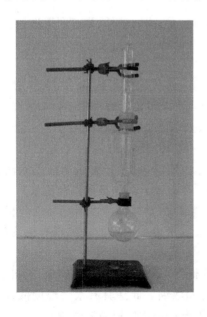 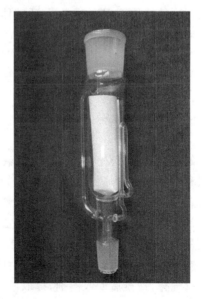

图1-3 连续回流提取装置

(2)注意事项　同回流法。

几种溶剂提取法的比较见表1-5。

表1-5　五种溶剂提取法的比较

提取方法	溶剂	装置	提取时间	条件	适用范围	主要特点
浸渍法	所有溶剂	容器	>24小时	常温或温热	遇热不稳定成分及糖含量高药材	优点:操作简便 缺点:提取效率低
渗漉法	所有溶剂	渗漉筒	>24小时	常温	遇热不稳定成分	优点:提取效率高 缺点:溶剂用量多,操作烦琐
煎煮法	水	容器	1~2小时	直火加热	遇热稳定的水溶性成分	优点:操作简便,提取时间短 缺点:杂质多,易霉变
回流提取法	有机溶剂	烧瓶、冷凝管等	2~3小时	水浴加热	遇热稳定的脂溶性成分	优点:提取效率高 缺点:溶剂用量多,操作烦琐
连续回流提取法	有机溶剂	索氏提取器	4~10小时	水浴加热		优点:提取效率高,溶剂用量最少 缺点:操作烦琐

(四)提取液的浓缩

溶剂提取法得到的提取液因含有溶剂,通常体积较大、浓度较低,为有利于进一步分离,需将提取液进行适当浓缩。常用的浓缩方法有蒸发和蒸馏等。

1. 蒸发

将提取液中的溶剂通过加热气化直接除去,适用于水提取液的浓缩。实验室是将水提取液置于蒸发皿中,水浴或直火加热使水分除去;工业生产常将水提取液放入敞口式蒸汽夹层锅中,将蒸汽通入夹层加热除去水分。此过程均为开放式操作,浓缩速度慢。

2. 蒸馏

将提取液中的溶剂通过加热气化并冷凝为液体而回收,适用于有机溶剂提取液的浓缩。根据溶剂的沸点和有效成分的热稳定性不同,分为常压蒸馏和减压蒸馏两种技术。

(1)常压蒸馏　在常压条件下水浴加热提取液,有机溶剂气化冷凝后另外回收,提取液得到浓缩。此法加热温度高,适用于含有耐热有效成分提取液的浓缩或低沸点有机溶剂提取液的浓缩。实验室常压蒸馏装置如图1-4所示。

(2)减压蒸馏　在密闭的蒸馏装置中,抽真空降低气压,液体沸点随之降低,有机溶剂能够在较低温度时沸腾气化,冷凝后回收溶剂,提取液得到浓缩。此法具有水浴温度低、浓缩速度快等特点,适用于受热不稳定成分的提取液或高沸点有机溶剂提取液的浓缩。

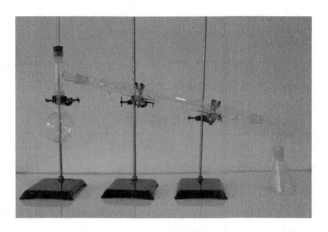

图 1-4 常压蒸馏装置

二、水蒸气蒸馏法

1. 基本原理

水蒸气蒸馏法是指将含有挥发性成分的天然药物与水一起加热,或向天然药物中通入水蒸气,使挥发性成分随水蒸气一并馏出,冷凝为液体的提取方法。按操作方式分为共水蒸馏法和通水蒸气蒸馏法两种。

2. 操作技术

将天然药物粉碎后,置于蒸馏瓶中,装入量约为蒸馏瓶容量的1/3,加入适量水充分浸润后加热,天然药物中的挥发性成分随水蒸气一并蒸馏,经冷凝管冷却成液体流入接收瓶中,即完成一次提取(此为共水蒸馏法)。

水蒸气蒸馏法适用于遇热稳定,具有挥发性、脂溶性的有效成分的提取。水蒸气蒸馏装置如图1-5所示。

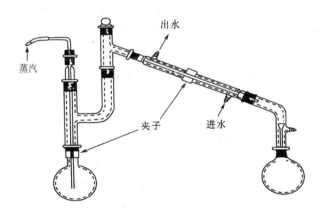

图 1-5 水蒸气蒸馏装置

三、其他提取法

除上述溶剂提取、水蒸气蒸馏法等提取方法之外,对天然药物中的化学成分进行提取,还可用升华法、超声波提取法、超临界流体萃取法等方法(表1-6)。

表1-6 其他提取法的原理

方法	原理
升华法	利用天然药物中的某些固体成分在受热低于其熔点的温度下,不经液态直接成为气态,经冷却后又成为固态,从而与药材组织脱离
超声波提取法	利用超声波强烈振动传递能量,破坏天然药物组织细胞,促使细胞内化学成分的释放,将有效成分提取出来
超临界流体萃取法	通过控制温度和压力,超临界流体具有气体和液体的双重特性,溶解能力强,将有效成分从天然药物中萃取出来

第三节 天然药物化学成分分离与精制的方法

天然药物化学成分经提取浓缩后,得到的是含有多种成分的混合物,为得到或利用其中的有效成分,就需要选用适当的方法将其中所含各种成分逐一分开,并把所得单体化合物加以精制纯化,这一过程称为分离。对天然药物化学成分进行分离,大致有粗分、精制两类方法,前者如两相溶剂萃取法、沉淀法等,后者如结晶法、色谱法等。

一、两相溶剂萃取法

两相溶剂萃取法指在提取液(称为萃取母液)中加入一种与提取用的溶剂不相混溶的溶剂(称为萃取剂),振摇使之充分接触时,提取液中的化学成分依"相似相溶"原理会在两种不同极性的溶剂中进行"再分配",结果是母液中的某些成分因在萃取剂中溶解度较大而部分转溶至其中,其他成分则大部分仍留在原提取液中,待两相溶剂完全分层后,分离开两相溶液实现提取液中的不同成分的相对分离。如此反复萃取,从而达到分离的目的。

(一)基本原理

混合物中各化学成分因极性不同,在两种互不相溶的溶剂中,分配系数不同而发生不同的溶解分配;而互不相溶的两相溶剂,在密度不同的情况下又会分为"上""下"两层,利用适当技术把互不相溶的两相溶剂分开,即可实现混合物中不同化学成分的分离。

分配系数是指在一定温度下,一种化学成分在两相溶剂中的浓度比值。可用公式表示为:$K=c_上/c_下$。公式中的 K 代表该成分的分配系数,$c_上$ 代表该成分在上层溶剂中的浓度,$c_下$ 为该成分在下层溶剂中的浓度。

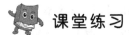

课堂练习

根据下述的萃取分离操作,分析并回答问题。

大黄生药用乙醚浸提后,得到黄色乙醚提取液。在该提取液中加入等量的1‰NaOH水溶液,充分振摇混合后静置,观察到混合液分为两层:上层为黄偏红溶液,下层则为红色溶液。请回答下列问题:

1. 从操作后看到的现象,分析"两相溶剂萃取法"是如何实现"分离"目的的。
2. 判断上层、下层两层不同溶液,分别是哪一种溶剂的溶液,其中哪一层是"母液"?
3. 你有什么简单办法能把上、下两层溶液分开?

(二)萃取剂的选择

萃取时,正确选择萃取剂很重要。在萃取过程中,不同化学成分的分配系数相差越大,分离效果越好。故选择萃取剂时要注意:①萃取剂与提取液(或母液)不相混溶,能较好地分层;②有效成分在萃取剂中溶解度大,而其他成分在萃取剂中溶解度小。

以水提取液为例,选择萃取剂的方法如下:

若有效成分亲脂性较强——选用苯、三氯甲烷或乙醚作为萃取剂。

若有效成分亲脂性较弱——选用正丁醇或乙酸乙酯作为萃取剂。

需要注意的是,乙醚极易燃,三氯甲烷对健康和环境危害性大,苯毒性大,在操作过程中应谨慎使用。

(三)萃取方法与技术

1. 分次萃取法

分次萃取法又称简单萃取法,是实验室进行小量萃取时采用的方法,常使用分液漏斗(图1-6)。

(1)分次萃取技术 选择大小适宜的分液漏斗,在活塞部位涂好润滑脂,检查是否漏液;管好活塞,装入萃取母液、萃取剂,装入量约占分液漏斗容积的1/3;盖好上口塞子,倒转漏斗,均匀振摇,每振摇几次需开启活塞排气;反复数次后,静置分液漏斗待两相溶液分层;开启活塞使下层溶液放出、上层溶液则从分液漏斗的上口倒出。此为完成一次萃取操作。重复数次,合并萃取液,即完成了分次萃取分离操作。

(2)操作注意事项 ①萃取前应做预试验,方法是在试管中加入少量提取液和萃取剂,猛烈振摇约1分钟,观察萃取后二液分层现象。②萃取时应防止乳化,方法有:采用水平旋转混合方式,避免猛烈振摇;改用混合溶剂做萃取剂;延长萃取时间等。③若已产生乳化现象,可采取以下方法破坏乳化层:用金属丝或玻璃棒搅动;静置较长时间令其自然分层;滴加戊醇增强表面张

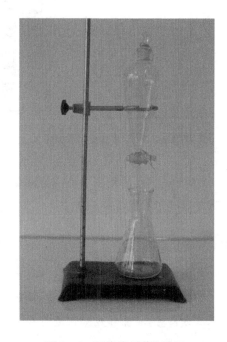

图1-6 两相溶剂萃取装置

力;抽滤乳化层;加热乳化层;分出乳化层,再用新溶剂萃取等。④萃取剂的用量:第一次萃取一般为水提取液的1/3~1/2,之后一般为水提取液的1/6~1/4。⑤萃取次数:一般3~4次即可,但亲水性成分不易转入有机溶剂层时,须增加萃取次数或改变萃取剂。

(3)分次萃取的特点　操作烦琐,萃取的量受使用容器容量的限制,易产生乳化现象(乳化现象严重时可采用逆流连续萃取法)。

2. 逆流连续萃取法

(1)技术原理　逆流连续萃取法是利用提取液(母液)与萃取剂相对密度不同,将相对密度小的作为移动相,逆流连续穿过相对密度大的固定相,从而使提取液(母液)的某种化学成分转溶至萃取液的一种连续萃取技术。

(2)操作技术　将相对密度小的流动相(如水提取液母液)贮于高位容器内,将相对密度大的固定相(如三氯甲烷萃取剂)盛于萃取管内,开启活塞,则母液(水提取液)在高位下流入萃取管,遇管内瓷圈的撞击而分散成细滴,增加与萃取剂的接触面积,水提取液穿过萃取剂后从管顶流出并进入下一萃取管中,直至从最后一根萃取管流出,萃取完成。装置如图1-7所示。

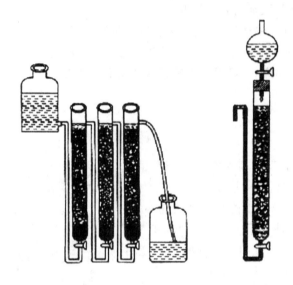

图1-7　逆流连续萃取装置

(3)特点　此法克服了使用分液漏斗多次萃取的麻烦,操作简便,萃取较充分,有效避免了分次萃取法中乳化现象的发生。

 课堂练习

根据下述设定的萃取分离条件,回答问题。

如果提取液(母液)是水溶液,萃取剂是相对密度比水小的亲水性有机溶剂,应用逆流连续萃取法分离时,其操作应如何进行?

二、沉淀法

沉淀法是指在待分离的化学成分溶液（如提取液）中加入特定化学试剂，使某些化学成分产生沉淀，过滤后将沉淀出来的成分（有效成分或杂质）与其他依然处于溶解状态的成分分离开来的一种常用分离方法。常用的沉淀法包括铅盐沉淀法、酸碱沉淀法、乙醇沉淀法等。

(一)铅盐沉淀法

铅盐沉淀法是分离天然药物有效成分的经典方法之一，是利用某些成分分别与中性醋酸铅或碱式醋酸铅发生化学反应，生成铅盐或络盐沉淀而分离的方法。

在水或醇提取液中，加入中性醋酸铅，黄酮、酸性皂苷、鞣质、有机酸、氨基酸、蛋白质、树脂等含有邻二酚羟基或羧基结构的化学成分均可与中性醋酸铅发生反应生成沉淀；如加入碱式醋酸铅，则沉淀范围更广，除了上述成分外，还可沉淀某些中性和碱性成分，如中性皂苷、糖类、生物碱等。

如果生成的沉淀为杂质，则可弃去；如沉淀为有效成分，因铅盐沉淀为重金属盐，就需进行脱铅处理。方法如下：将铅盐沉淀悬浮于水或稀醇中，通入硫化氢气体，使其转化为不溶性硫化铅而沉淀，过滤除去。此法脱铅比较彻底，但溶液中可能含有多余的硫化铅，必须通入空气或二氧化碳将其除尽。

(二)酸碱沉淀法

具有酸性或碱性的化学成分，在酸、碱溶液中溶解度各有不同，利用此性质进行分离的方法称为酸碱沉淀法。

1. 酸溶碱沉法

在某些碱性成分如游离生物碱的酸水提取液中，加入过量碱液，游离生物碱有效成分因难溶于碱液而析出沉淀，过滤即可分离得到游离生物碱。

2. 碱溶酸沉法

在碱水提取液中，加入过量酸液，某些成分如游离黄酮、游离蒽醌、游离香豆素、酸性皂苷元等有效成分因难溶于酸性水溶液而析出沉淀，过滤可达到分离目的。

(三)乙醇沉淀法

乙醇沉淀法指利用某些化学成分在水和浓醇（常用乙醇，有时也可用甲醇）中溶解度不同而进行分离的方法。

1. 水提醇沉法

在水提取液的浓缩液中，加入适量高浓度乙醇（使含醇量达80%以上），某些成分如多糖、蛋白质、无机盐等水溶性成分因难溶于浓醇而析出沉淀，过滤即可与其他成分分离。

2. 醇提水沉法

在醇提取液的浓缩液中加入适量水，某些成分如树脂、油脂、蜡、脂溶性色素等脂溶性成分因难溶于水而析出沉淀，过滤即可与其他成分分离。

> **实践应用**
>
> **乙醇沉淀法**
>
> 在中药制剂生产中,乙醇沉淀法是天然药物水提取液常用的纯化精制方法。
>
> 药材先经水煎煮提取,将有效成分提取出来(如生物碱类、苷类、有机酸盐、氨基酸类等化合物),同时也浸提出一些水溶性杂质,如淀粉、蛋白质、黏液质、鞣质、色素、无机盐等。利用有效成分能溶于浓醇而杂质不溶于浓醇的特性,在水提取液浓缩液中加入乙醇,使其成浓醇溶液,有效成分在浓醇中溶解而杂质则被沉淀出来,从而达到除去杂质、保留有效成分的目的。

三、结晶法

结晶是将非晶状物质变成为晶状物质的过程。一般来说,初次析出的结晶含有杂质较多,称为粗结晶,将粗结晶进一步纯化成为较纯的晶状物质,这一过程称为重结晶。天然药物中的化学成分在常温下有许多是固体化合物,当达到一定纯度后可在溶液中析出结晶,即结晶的形成,代表化合物的纯度较高。结晶法是分离、精制固体化合物的重要方法之一,也是纯化有效成分常采用的方法。

(一)基本原理

不同化学成分在同一种溶剂中,溶解度不同;同一种化学成分在同一种溶剂中的溶解度,随着温度变化也会有不同;所以,利用混合物中各个成分在某种特定溶剂的溶液中,因温度改变导致溶解度不同,造成有的成分能溶解、有的却会因不溶而析出,可以达到分离混合物或纯化精制某些化学成分的目的。

(二)溶剂选择

结晶法的关键是选择合适的溶剂。结晶使用的溶剂,一般应符合以下条件:①对被结晶成分热时溶解度大,冷时溶解度小,对其他杂质则冷热时都溶解,或冷热时都不溶解;②与被结晶成分不发生化学反应;③沸点不宜太高。

(三)操作流程

结晶和重结晶操作的流程,如图1-8所示。

```
提取物或待分离物质
    ↓ 加热溶解成饱和溶液,趁热过滤
滤液
    ↓ 静置、放冷析晶,过滤
粗结晶
    ↓ 再次热溶成饱和溶液,趁热过滤
滤液
    ↓ 静置、放冷析晶,过滤
沉淀(较纯结晶)
```

图1-8 结晶和重结晶操作流程

(四)影响结晶的主要因素

1. 化学成分

分子小者易结晶,分子大、含糖多者不易结晶。

2. 溶液浓度

溶液浓度高,有利于结晶的形成;溶液浓度高结晶快,但结晶细碎、杂质多;反之,结晶慢,则晶形大、纯度高。

3. 温度和时间

结晶的温度低、时间长,一般结晶较好。

四、色谱法

色谱法又称层析法,是一种非常有效的分离、纯化精制化合物的方法,具有分离效能高、快速简便等优势,现已广泛应用于化学、生物、医药、食品、环保等多个领域。当混合物中各成分的结构相近、性质相似,采用一般分离法,如萃取法、沉淀法、结晶法等难以达到分离的目的时,选用色谱法可达到满意的分离效果。

色谱法按原理不同可分为吸附色谱、分配色谱、离子交换色谱和凝胶色谱,按操作技术不同又可分为柱色谱、薄层色谱、纸色谱等。本章主要介绍吸附色谱和分配色谱两种色谱分离法。

(一)吸附色谱法

1. 基本原理

利用吸附剂(固定相)对混合物中各成分的吸附能力不同,以及展开剂或洗脱剂(移动相)对各成分的解吸附能力不同,达到混合物中各不同化学成分分离的目的。

吸附色谱法对混合物中各成分的分离效果,主要受吸附剂、展开剂或洗脱剂、被分离成分的性质等三个方面因素的影响。

(1)吸附剂 能够对化学成分起到吸附作用的固体物质称为吸附剂,在色谱中也称为固定相,包括极性吸附剂与非极性吸附剂。极性吸附剂如氧化铝、氧化镁、硅酸镁、硅胶、硅藻土等,非极性吸附剂如活性炭等。极性吸附剂,对极性大的成分吸附能力强,在色谱分离操作时展开距离短(或洗脱时间长);反之,非极性吸附剂则对极性小的成分吸附能力强。

极性吸附剂中最常用的是氧化铝和硅胶,相比较而言,氧化铝比硅胶吸附力强,但硅胶比氧化铝应用广。这两者不仅能吸附极性大的成分,也能吸附极性大的水,当吸附剂中含水量越高,吸附能力越弱。根据含水量的多少,可将吸附剂分成不同的活度级别,Ⅰ级吸附能力最强,Ⅴ级吸附能力最弱。为了增强吸附能力,可将吸附剂加热除去水分,称为吸附剂的活化。但需掌控好活化温度及时间,否则吸附剂会丧失吸附能力。通常氧化铝的活化为 $150\sim160℃$ 4小时,硅胶的活化为 $100\sim110℃$ 30分钟。

(2)展开剂或洗脱剂 能够穿过吸附剂、起到解吸附作用、带动被分离成分移动的溶剂,在薄层色谱或纸色谱中称之为展开剂,在柱色谱中称之为洗脱剂,在色谱中也称为移动相。使用极性吸附剂进行色谱分离时,展开剂(洗脱剂)的极性越大,解吸附能力越强,展开距离越长(或洗脱时间短)。

(3)被分离成分 使用极性吸附剂进行色谱分离时,被分离成分的极性越大,与吸附剂之间产生的吸附强度越大,展开距离短(或洗脱速度慢)。

在吸附色谱中,根据被分离成分的性质,选择适宜的吸附剂、展开剂(洗脱剂)非常重要。被分离成分的极性较大时,应选择吸附能力较弱的吸附剂和解吸附能力较强的展开剂(洗脱剂);反之,被分离成分的极性小,则应选择吸附能力强的吸附剂和解吸附能力弱的展开剂(洗脱剂)。

2. 操作技术

吸附色谱分离法常用的有柱色谱和薄层色谱两种操作技术。

(1)柱色谱 先将吸附剂装入色谱柱中,再将被分离成分置于吸附剂顶端,选用适当的洗脱剂进行洗脱以达到分离的方法。柱色谱分离操作如图1-9所示。操作包括三个步骤:

1)装柱:方法有两种,分别为干法装柱和湿法装柱。①干法装柱:将所用吸附剂经漏斗缓慢倒入柱中,其间可用软物轻轻敲打色谱柱,使装柱均匀。②湿法装柱:将所用吸附剂连同洗脱剂一起倒入柱中。最好一次倾入,以防吸附剂出现分段现象,影响分离效果。

2)加样:待分离的样品易溶于洗脱剂,可用少量的洗脱剂溶解制成样品液,从柱顶加入;待分离的样品难溶于洗脱剂,则用少量易挥发溶剂溶解制成样品液,再与少量吸附剂混匀,待溶剂挥干后从柱顶加入。

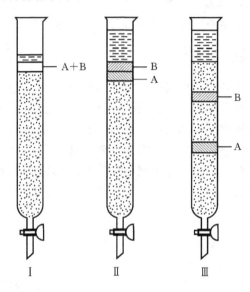

图1-9 柱色谱分离操作示意图

3)洗脱:柱色谱分离常采用梯度洗脱,即先用极性较小、解吸附能力较小的溶剂洗脱,然后逐渐增大洗脱剂的极性以提高洗脱能力,将待分离的不同成分按照极性从小到大的顺序逐个洗脱出来,达到分离的目的。

柱色谱分离时,若样品有颜色,可分别收集各色带;若样品无色,则可等份收集洗脱液,以薄层色谱定性检查,合并含有相同组分的洗脱液。

(2)薄层色谱 薄层色谱(TLC)是将吸附剂均匀地铺在载板上,把欲分离的样品点到薄层一端,然后选用适宜的溶剂展开而达到分离的目的。薄层色谱法是一种十分有效的微量分离方法,具体操作技术详见本章第四节。

(二)分配色谱法

1. 基本原理

利用混合物中各成分在两相互不相溶的溶剂(固定相和移动相)中,分配系数不同而达到分离的目的。与两相溶剂萃取法相似的是,化合物分配系数相差越大,分离效果越好。

分配系数可以用公式表示为:$K=c_{固}/c_{移}$,K代表某种化学成分的分配系数,$c_{固}$代表该成分在固定相中的浓度,$c_{移}$代表该成分在移动相中的浓度。

2. 操作技术

分配色谱法在操作技术上分为柱色谱、薄层色谱和纸色谱三种。

(1) 柱色谱　分配色谱法与吸附色谱法的柱色谱装置相类似，需要注意的是：①装柱前先将支持剂（载体、担体）与固定相溶剂拌匀，再倒入选好的洗脱剂搅拌均匀，按湿法装柱；②洗脱前需用固定相溶剂进行饱和处理，避免影响分离效果。

(2) 薄层色谱　分配色谱法与吸附色谱法的薄层色谱操作基本相同，要注意的是：①分配色谱制板时用的是支持剂而不是吸附剂，制板后室温阴干即可用（不需活化）；②展开前需用固定相进行饱和处理，否则会严重影响分离效果。

(3) 纸色谱　详见本章第四节。

(三) 其他色谱法 (表1-7)

表1-7　其他色谱法的原理

色谱名称	基本原理
聚酰胺色谱	聚酰胺分子中含有多个酰胺基，能与羟基、羧基、醌基等形成氢键而吸附。利用聚酰胺与混合物中各成分形成氢键吸附力的不同而分离
离子交换色谱	离子型化合物能与离子交换树脂上的同电荷离子进行交换而被吸附。利用离子交换树脂对混合物中各成分进行离子交换的能力不同而分离
凝胶色谱	凝胶具多孔性网状结构，小分子成分能进入网孔，随洗脱剂顺着凝胶间隙向下流动慢而后被洗脱。大分子成分不能进入网孔而随洗脱剂顺着凝胶间隙向下流动快，先被洗脱

第四节　天然药物化学成分检识与鉴定的方法

天然药物经过提取分离、纯化精制后，得到的化学成分究竟是属于哪一类化学成分，或者是否是目标有效成分，该化学成分具有什么样的化学结构，需要有效的方法进行检识、鉴定。化学法、色谱法和光谱法等是天然药物化学成分进行检识、鉴定的常用方法，借助这些方法和技术，能帮助确定提取得到的化学成分的类型及结构特征，甚至推测出其化学结构。

一、化学检识

天然药物化学成分的化学检识，往往跟化学成分的结构有关。根据化学成分的结构特点、理化性质，可采用专属性强的化学试剂，用简单、灵敏、快捷的定性试验方法，如试管反应检识法、滤纸片检识法、薄层点滴检识法等进行检识，通过观察化学检识反应的结果，初步判断被检样品可能的化学成分类型。

1. **试管反应检识法**

根据化学成分的化学结构、理化性质，利用某些特殊的化学试剂，在试管中进行化学反应，通过观察反应发生的现象如颜色变化、是否产生沉淀或沉淀是否溶解等，判断被检化学成分的类型或结构特点。

2. **滤纸片检识法**

把适量被检样品溶液滴在适当大小的滤纸片上，用喷雾技术将某些特殊的化学试剂喷在被检样品斑点位置上，观察是否有进行化学反应后产生的颜色变化等现象，判断被检化学成分的类型或结构特点。

3. 薄层点滴检识法

把被检样品溶液滴在事先铺好的薄层板上，用喷雾技术将某些特殊的化学试剂喷在被检样品斑点位置上，观察是否有进行化学反应后产生的颜色变化等现象，判断被检化学成分的类型或结构特点。

二、色谱检识

用化学方法检识提取得到的供试液时，经常会因为植物色素的存在、供试液颜色较深而掩盖反应现象，影响结果的准确判断；有时，供试液中待检化学成分可能因为种类比较多、含量较少或浓度较低，甚至有时只是微量存在，用化学检识方法效果不理想。

色谱方法是天然药物化学中经常采用的快速、简便、微量检识，甚至可达到微量鉴定目的的技术，常用的包括薄层色谱法(TLC)和纸色谱法(PC)。在用色谱法检识之前，应先将供试液进行初步分离，这样能减少各类化学成分之间的相互干扰，提高检识的准确性。

(一)薄层色谱法

薄层色谱法是快速分离和定性分析少量物质的一种很重要的实验技术，原理上与吸附色谱法相同，在操作技术上包括以下五个步骤。

1. 制板

制板又称铺板。选用表面光滑、洁净、大小适中的玻璃板若干，铺板方法有两种，一种是干法制板(软板)，另一种是湿法制板(硬板)。

(1)软板　将干燥的吸附剂(如硅胶G)直接铺于玻璃板上，用两端带有套圈的玻璃棒推移，使吸附剂分布均匀，套圈厚度即为薄层的厚度。此法由于未使用黏合剂，色谱板的硬度小，易脱落损坏，故应用较少。

(2)硬板　将吸附剂(常用硅胶G)、黏合剂(如羧甲基纤维素钠，也可不用)和纯水按一定比例调成糊状，均匀铺于玻璃板上，待室温干燥后再活化即可用。此法铺制的色谱板硬度大，不易脱落，操作方便，故应用广泛。

2. 点样

距色谱板一端1cm处用铅笔轻划一起始线，在起始线上做记号标为原点(相邻两个点样原点间应保持适当距离)，用毛细管吸取欲分离或检识的样品溶液，点在原点上(可少量多次点样，待样品溶液挥干后再重复点样2～3次，使点样原点直径不超过2～3mm)。

3. 展开

根据需要配制适量展开剂(通常以2～3种有机溶剂按一定比例配制)；展开操作前，需在装有展开剂的密闭色谱缸中，对点好样的色谱板做饱和3～5分钟处理；然后，使色谱板点样端浸放在展开剂中进行展开操作(展开剂用量以浸没色谱板下端0.5cm为宜，切勿浸没原点)，用上行法展开，如图1-10所示；待展开剂展开至色谱板的3/4～4/5高度时，从色谱缸中取出色谱板，在展开剂移行的最前端用铅笔划断画出溶剂前沿。

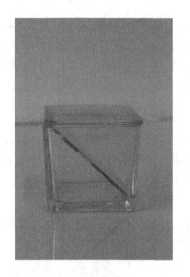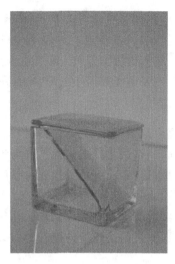

图 1-10　薄层色谱法上行单向展开示意图

4. 显色

可先后在日光、荧光、紫外光下,分别观察有无有色斑点或荧光斑点,然后再喷显色剂使斑点呈现颜色,并用铅笔画出斑点。

5. 计算比移值（R_f 值）（图 1-11）

比移值（R_f 值）是指各成分在色谱板上展开的相对位置。测量显色后各斑点的展开距离,可计算各斑点比移值。

计算公式:R_f＝展开后斑点中心到原点的距离/溶剂前沿到原点的距离

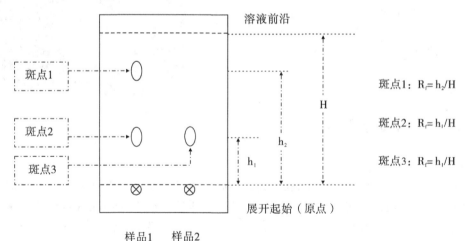

图 1-11　R_f 测量计算示意图

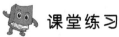 课堂练习

不同样品（化合物）薄层色谱法 R_f 值大小跟什么因素有关?

同一种化学成分,在相同的色谱条件下,其 R_f 值应相同。根据这个特点,可利用薄层色谱法对化学成分进行定性检识或鉴定。例如:欲知某提取液中是否含有 A 成分,可将对照品 A 成分与提取液在同一块色谱板上点样,展开并显色后,若提取液中有某一个斑点的 R_f 值与对照品 A 的 R_f 值相同,则说明提取液中含有 A 成分。

(二)纸色谱法

纸色谱法在原理上是属于分配色谱的一种检识方法,它是以滤纸为支持剂,以滤纸吸着的水(或其他溶剂)为固定相,用特殊的溶剂系统为流动相进行展开,而使混合物中各化学成分分离的一种色谱分离、检识技术。纸色谱操作包括以下五个步骤。

1. 滤纸准备

以滤纸为载体,纸上所含水分为固定相。选用的色谱滤纸应平整、干净,剪裁滤纸时为了达到较好的分离效果,滤纸的纹路应与展开方向垂直。

2. 点样

先将欲分离或检识的样品配制成溶液备用。在距滤纸一端2cm处用铅笔轻划一起始线,点样时注意少量多次(待样品溶液挥干后重复点样2～3次),样品原点直径不超过4mm。

3. 展开

展开剂须与水不相混溶,如常用的 BAW 系统[即正丁醇-冰醋酸-水(4∶1∶5 上层)];展开方式常用上行法(图1-12);混合物中各成分在展开剂和水中反复分配,若成分极性大,在水中分配多,在展开剂中分配少,在滤纸上展开移动速度慢,展开距离短。

4. 显色

同薄层色谱法。

5. 计算 R_f 值

同薄层色谱法。

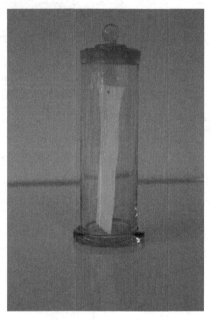

图 1-12 纸色谱上行展开示意图

三、其他检识、鉴定法简介

(一)气相色谱法(GC)

气相色谱法是一种以气体为流动相,利用天然药物中各化学成分在气体与固定相之间吸附能力的不同或分配系数的差异而得以分离的色谱分离方法。由于样品在气相中传递速度快,因此样品组分在流动相和固定相之间可以很快达到分配动态平衡,因此气相色谱法是一种分析速度快和分离效率高的分离分析方法。近年来采用高灵敏选择性检测器,使得它又具有分析灵敏度高、应用范围广等优点。这一方法特别适用于具有沸点低、易挥发的挥发油成分的分离、鉴定和定量分析。

(二)高效液相色谱法(HPLC)

高效液相色谱法是在经典的液相色谱的基础上发展起来的一种具有高效、快速、高灵敏特点的柱色谱分离方法。以液体为流动相,采用高压输液系统,将具有不同极性的单一溶剂或不同比例的混合溶剂、缓冲液等作为流动相泵入装有固定相的色谱柱,柱内各成分被分离后,依次进入检测器进行检测,从而实现对试样的分析鉴定。该方法已成为化学、医学、药学、食品工业、农学等领域中重要的分离分析技术。

(三)光谱法

有机化学中应用最广泛的测定分子结构的方法是四大光谱法,分别为紫外光谱、红外光谱、核磁共振谱和质谱法。

光谱法的特点是样品用量少,对结构复杂的天然化合物在较短的时间内,就能完成结构的测定,灵敏度高、准确度、重现性好。

1. **质谱法**(MS)

质谱法能确定化合物分子量、元素组成,通过裂解碎片检测官能团,从而在辨认化合物类型、推导碳骨架等方面发挥重要作用。

2. **紫外光谱**(UV)

紫外光谱可用于化合物的初步鉴定,主要提供分子中的共轭体系的结构信息,判断共轭体系中取代基的位置、种类和数目。

3. **红外光谱**(IR)

红外光谱对未知结构化合物的鉴定,主要用于功能基的确认、芳环取代类型的判断等。红外光谱的指纹区,还可用于与标准品的红外光谱对照,鉴别待检样品。

4. **核磁共振谱**(NMR)

核磁共振谱是化合物分子在磁场中受电磁波的辐射,有磁矩的原子核吸收一定的能量产生能级的跃进,即发生核磁共振,以吸收峰的频率对吸收强度所做的图谱。它能提供分子中有关氢及碳原子的类型、数目、互相连接方式、周围化学环境以及构型、构象等的结构信息。

目标检测

一、选择题

1. 有效成分是指
   A. 含量高的成分　　　　　　　　　　　　B. 需要提纯的成分
   C. 具有生物活性的成分　　　　　　　　　D. 一种单体化合物
   E. 具有生物活性的单体化合物

2. 天然药物化学研究的对象是
   A. 天然药物中的化学成分　　　　　　　　B. 化学药物的药理作用
   C. 生物药物的药理作用　　　　　　　　　D. 天然药物的功效
   E. 化学药物中的化学成分

3. 在提取有效成分时,常作为杂质除去的成分是
   A. 黄酮类　　　　　　B. 蒽醌类　　　　　　C. 鞣质
   D. 皂苷　　　　　　　E. 生物碱

4. 提取效率高,适用于遇热不稳定成分的提取方法是
   A. 浸渍法　　　　　　B. 渗漉法　　　　　　C. 煎煮法
   D. 回流提取法　　　　E. 连续回流提取法

5. 溶剂用量最少的提取方法是
   A. 浸渍法　　　　　　　B. 渗漉法　　　　　　　C. 煎煮法
   D. 回流提取法　　　　　E. 连续回流提取法

6. 提取遇热不稳定的成分以及多糖含量高所用的方法是
   A. 浸渍法　　　　　　　B. 渗漉法　　　　　　　C. 煎煮法
   D. 回流提取法　　　　　E. 连续回流提取法

7. 乙醇提取液的浓缩用
   A. 回流法　　　　　　　B. 连续回流提取法　　　C. 煎煮法
   D. 蒸馏法　　　　　　　E. 蒸发法

8. 连续回流提取法与回流提取法比较,其优越性是
   A. 节省溶剂且效率高　　B. 节省时间且效率高　　C. 受热时间短
   D. 提取量较大　　　　　E. 操作方便

9. 能与水互溶的溶剂是
   A. 正丁醇　　　　　　　B. 苯　　　　　　　　　C. 三氯甲烷
   D. 丙酮　　　　　　　　E. 石油醚

10. 以下溶剂中溶解范围最广的提取溶剂是
    A. 水　　　　　　　　　B. 三氯甲烷　　　　　　C. 乙酸乙酯
    D. 乙醚　　　　　　　　E. 乙醇

11. 天然药物有效成分最常用的提取方法是
    A. 沉淀法　　　　　　　B. TLC　　　　　　　　C. 溶剂提取法
    D. 两相溶剂萃取法　　　E. 水蒸气蒸馏法

12. 相对密度大于水的亲脂性有机溶剂是
    A. 石油醚　　　　　　　B. 乙酸乙酯　　　　　　C. 乙醚
    D. 苯　　　　　　　　　E. 三氯甲烷

13. 下列不能使用有机溶剂的提取方法是
    A. 煎煮法　　　　　　　B. 浸渍法　　　　　　　C. 渗漉法
    D. 回流提取法　　　　　E. 连续回流提取法

14. 煎煮法不宜使用的器皿是
    A. 不锈钢锅　　　　　　B. 铁器　　　　　　　　C. 陶器
    D. 瓷器　　　　　　　　E. 紫砂锅

15. 影响提取效率的关键因素是
    A. 药物粉碎度　　　　　B. 温度　　　　　　　　C. 时间
    D. 仪器　　　　　　　　E. 溶剂的选择

16. 煎煮法可选用的溶剂是
    A. 水　　　　　　　　　B. 甲醇　　　　　　　　C. 丙酮
    D. 乙酸乙酯　　　　　　E. 三氯甲烷

17. 用索氏提取器提取的方法是
    A. 浸渍法　　　　　　　B. 渗漉法　　　　　　　C. 煎煮法
    D. 回流提取法　　　　　E. 连续回流提取法

18. 利用分配系数不同分离化学成分的方法是
    A. 结晶法 B. 色谱法 C. 乙醇沉淀法
    D. 酸碱沉淀法 E. 两相溶剂萃取法

19. 实验室萃取常使用的仪器是
    A. 透析装置 B. 回流装置 C. 蒸馏装置
    D. 分液漏斗 E. 索氏提取器

20. 纸色谱属于_____法
    A. 吸附色谱 B. 分配色谱 C. 凝胶色谱
    D. 聚酰胺色谱 E. 离子交换色谱仪

21. 从天然药物水煎煮液中萃取有效成分不能使用的溶剂为
    A. 乙酸乙酯 B. 苯 C. 正丁醇
    D. 三氯甲烷 E. 丙酮

22. 化合物进行薄层色谱分离时,最可能的结果是
    A. 化合物极性大的 R_f 值大 B. 化合物极性小的 R_f 值大
    C. 化合物熔点低的 R_f 值大 D. 熔点高的化合物 R_f 值大
    E. 易挥发的化合物 R_f 值大

23. 纸色谱分离时,最可能的结果是
    A. 化合物极性大 R_f 值小 B. 化合物极性大 R_f 值大
    C. 化合物极性小 R_f 值小 D. 化合物溶解度大 R_f 值小
    E. 化合物酸性大 R_f 值大

24. 高效液相色谱是一种常用的天然药物化学成分分离方法,其缩写是
    A. MS B. IR C. UV
    D. NMR E. HPLC

第二章　糖和苷类化合物

学习目标

【掌握】苷类化合物的定义、结构与分类、理化性质及检识。
【熟悉】O—苷、C—苷的结构特点及典型化合物，苷键裂解反应的一般规律。
【了解】糖的定义、结构与分类和主要理化性质，苷类化合物提取的一般方法和注意事项。

第一节　糖类化合物

糖类化合物亦称为碳水化合物，是植物光合作用的初生产物，同时也是绝大多数天然产物生物合成的初始原料。糖及其衍生物在自然界广泛存在，和核酸、蛋白质、脂质一起合称为生命活动所必需的四大类化合物。除了作为植物的贮藏养料和骨架成分外，有些糖类化合物在抗肿瘤、抗肝炎、抗心血管疾病、抗衰老等方面具有独特的生物活性和生理作用，如香菇多糖具有抗肿瘤活性，枸杞多糖具有调节免疫、延缓衰老等多种功效，丹参多糖能抑制尿蛋白的分泌，缓解肝肾疾病症状。在制药工业中，糖类化合物也起着重要的作用，如葡萄糖、蔗糖是常用的矫味剂，淀粉、糊精是常用的稀释剂和填充剂，阿拉伯胶常作为乳化剂用于乳剂的制备。

一、糖的结构与分类

糖是多羟基醛（或酮）类化合物及其分子间脱水形成的一系列聚合物的总称。按照其聚合程度可分为单糖、低聚糖和多糖等。

（一）单糖

单糖是构成各种糖分子及其衍生物的基本单位，不能再被水解成更小的糖分子。按碳原子数目，单糖可分为丙糖、丁糖、戊糖、己糖等，自然界最常见的单糖主要是戊糖和己糖。根据所含官能团的种类，单糖又可分为醛糖、酮糖、糖醛酸、去氧糖、氨基糖等。单糖的主要结构类型与实例见表2-1。

表 2-1 单糖的主要结构类型与实例

结构类型		代表化合物	结构特点
单糖	五碳醛糖	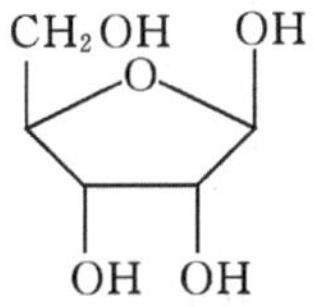 D-核糖 (D-ribose, rib)	5个碳原子，1个醛基
	甲基五碳醛糖	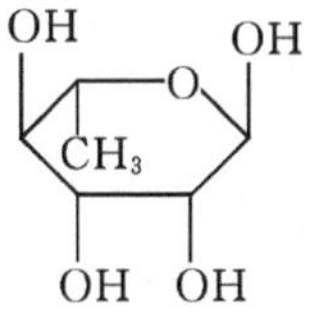 L-鼠李糖 (L-rhamnose, rha)	5个碳原子，1个醛基，1个甲基
	六碳醛糖	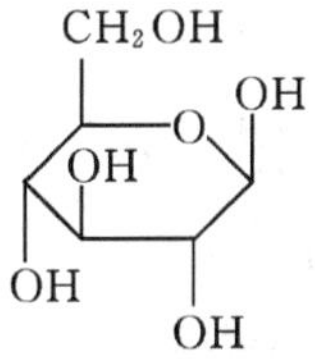 D-葡萄糖 (D-glucose, glc)	6个碳原子，1个醛基
	六碳酮糖	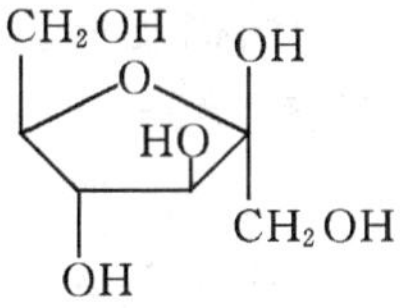 β-D-果糖	6个碳原子，1个酮基
	去氧糖	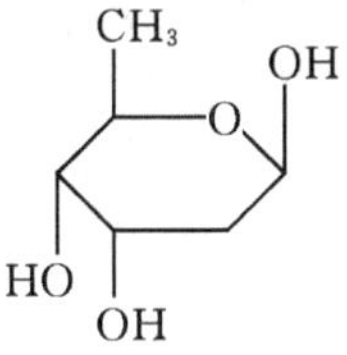 D-洋地黄毒糖 (D-digitoxose)	单糖分子中的羟基被氢原子取代的化合物，常见的有6-去氧糖，2,6-二去氧糖

续表

结构类型	代表化合物	结构特点
单糖	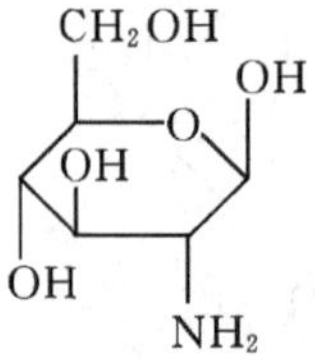 氨基糖 2-氨基-2-去氧-D-葡萄糖 (2-amino-2-deoxy-D-glucose)	单糖分子中的羟基被氨基所取代的化合物
	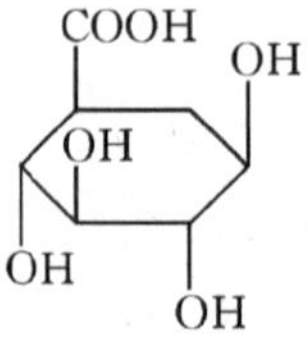 糖醛酸 D-葡萄糖醛酸 (D-glucuronic acid)	单糖中的伯羟基被氧化成羧基的化合物
	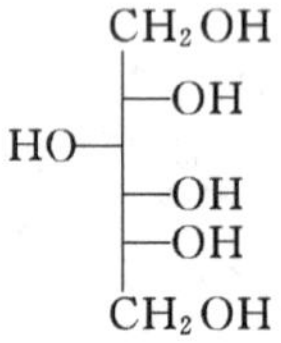 糖醇 D-山梨醇 (D-sorbitol)	单糖中的羰基被还原成羟基的化合物

 知识拓展

单糖的结构及构型

单糖是组成糖类及其衍生物的基本单元,表示单糖的结构式包括 Fischer 投影式、Haworth 投影式和优势构象式三种,其中以 Haworth 投影式最常见。

例:D-葡萄糖的 Fischer 投影式、Haworth 投影式和优势构象式如下所示。

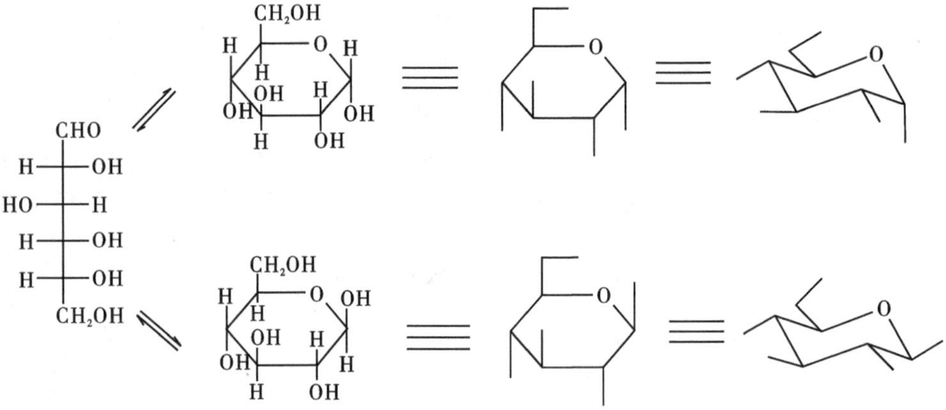

Fischer 式   Haworth 式   优势构象(椅式)

糖的绝对构型:根据糖的 Haworth 投影式中六碳吡喃型糖的 C_5(五碳呋喃型糖的 C_4)上取代基 R 的取向来判断,C_5—R(或 C_4—R)在环平面上方的为 D-型糖;反之,为 L-型糖。

糖的相对构型:端基碳原子上的 C_1—OH 与 C_5—R(或 C_4—R)在环的同侧者为 β 构型,在环的异侧者为 α 构型。

(二)低聚糖

低聚糖又称寡糖,是由 2~9 个单糖通过苷键结合而成的直链或支链聚糖。根据组成低聚糖的单糖基数目,可将其分为二糖、三糖、四糖等。根据是否含有游离的半缩醛羟基,又可将其分为还原糖和非还原糖,如芸香糖为还原糖,而棉籽糖为非还原糖。

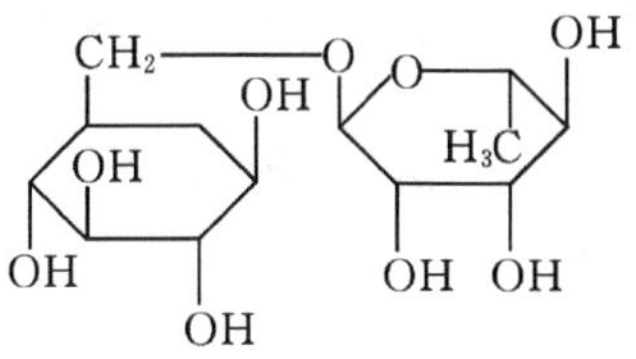

芸香糖(β-1-6苷键) 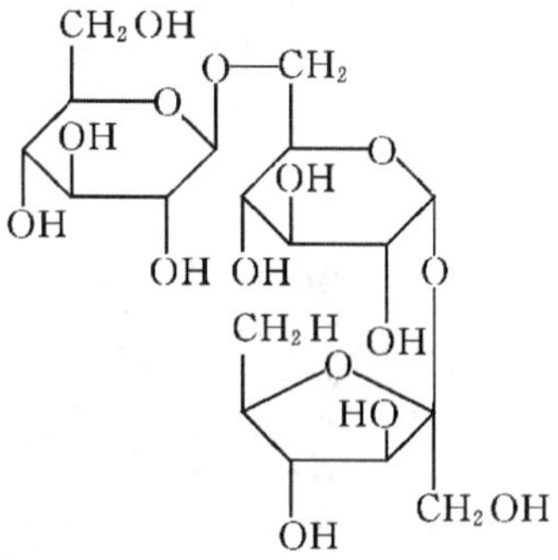　　　　棉籽糖

课堂互动

请根据下列两个糖分子的结构,说说哪个是还原糖,哪个是非还原糖?

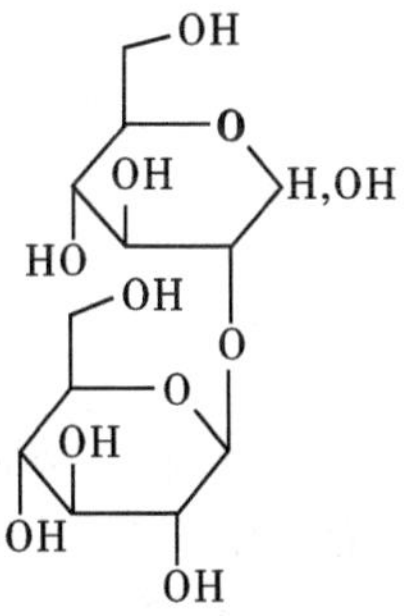

槐糖 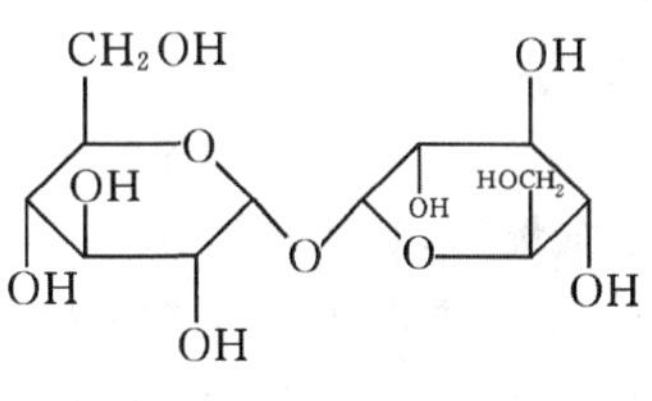　　　　海藻糖

(三)多聚糖

多聚糖又称多糖,是由 10 个以上的单糖通过苷键连接而成的糖,分子量较大,一般由几百甚至几万个单糖分子组成。多糖已失去一般单糖的性质,一般无甜味,也无还原性。多糖大致

分为两类:一类为水不溶物,在动植物体内起支持组织的作用,如植物中的纤维素和半纤维素、动物甲壳中的甲壳素等,分子呈直链型;另一类为水溶物,如动植物体内贮藏的营养物质,如淀粉、菊糖、黏液质、果胶等。

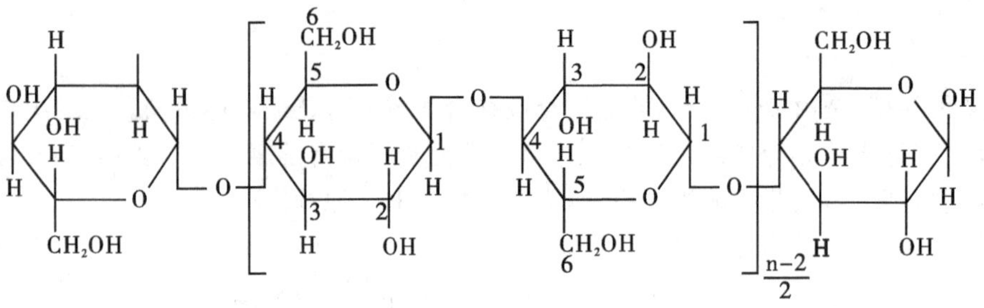

纤维素

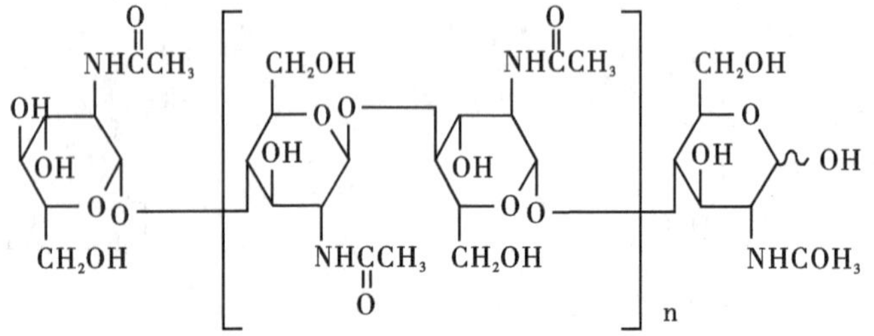

甲壳素

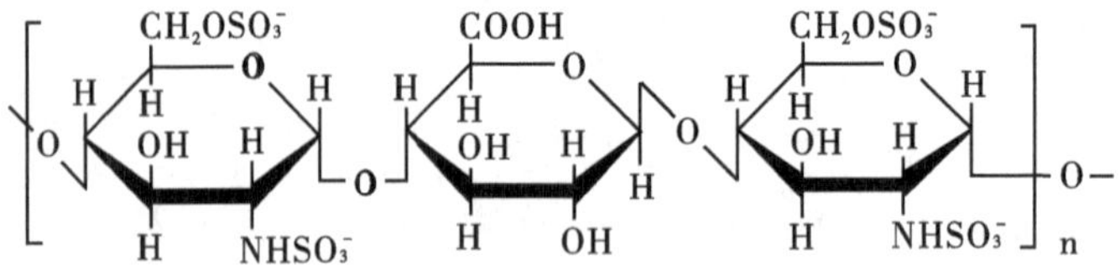

肝素

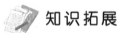

多糖的生物活性

多糖在自然界分布极广,且生物活性多样化。如从海洋药物昆布或海藻中提取的褐藻酸有预防白血病的作用;中药麦冬中的麦冬多糖,具有养阴生津、润肺清心的作用;从多孔菌科真菌猪苓中提取的猪苓多糖,具有抗肿瘤转移和调节机体免疫功能的作用,对慢性肝炎也有良好的疗效;广泛分布于哺乳动物的内脏、肌肉和血液中的肝素,是天然抗凝血物质,临床上用于预防和治疗脑血栓;硫酸软骨素是从动物软骨组织中得到的酸性黏多糖,具有降血脂、抗血栓以及改善动脉粥样硬化的作用。

二、糖的理化性质

1. 性状

单糖和低聚糖多为无色或白色结晶,有甜味。多糖一般为无定形粉末,无甜味。

2. 溶解性

单糖和低聚糖易溶于水和稀醇,难溶于无水乙醇,不溶于乙醚、三氯甲烷和苯等极性小的有机溶剂。多糖因分子量较大,在水中溶解度较单糖和低聚糖大大降低,不溶于乙醇及有机溶剂。

3. 水解性

单糖不能被水解,低聚糖和多糖因含有糖苷键能被酶、酸或碱水解成单糖,但动、植物支持组织类多糖,性质稳定,不易被稀酸或碱水解。

4. 旋光性

糖类分子中存在手性碳原子,通常呈右旋光性。

5. 还原性

分子中具有半缩醛羟基的糖具有还原性,故单糖和部分低聚糖具有还原性,而多糖没有还原性。

三、糖的检识

(一)化学鉴定

主要是利用糖的脱水反应和糖的还原性所产生的颜色变化、生成沉淀等现象来鉴定糖类。

1. α-萘酚-浓硫酸反应(Molish 反应)

取供试液,加 3‰ α-萘酚乙醇溶液摇匀,沿试管壁缓缓滴加浓硫酸,若在两液面间有紫色环产生,说明样品组分中含有糖或苷类化合物。本法可用于苷和苷元的区别。

2. 碱性酒石酸铜(Fehling 试剂)反应

$$R-CHO + 2Cu(OH)_2 + NaOH \rightarrow R-COONa + Cu_2O \downarrow (砖红色) + 3H_2O$$

此反应适用于还原糖的检识,产生砖红色氧化亚铜沉淀,但碱性酒石酸铜应新鲜配制。

3. 氨性硝酸银试剂(Tollen 试剂)反应

$$R-CHO + AgNO_3 + NH_3 \cdot H_2O \rightarrow R-COONH_4 + Ag \downarrow$$

此反应适用于还原糖的检识,金属银附在试管壁上呈光亮银镜或析出黑色沉淀。

(二)色谱鉴定

主要是利用薄层色谱和纸色谱等方法,与已知糖的标准品做对照进行鉴定。

知识拓展

糖类化合物的检识方法——薄层色谱

糖类化合物常用硅胶薄层色谱进行分离,展开剂通常选用极性较大的含水溶剂系统,如正丁醇-醋酸-水(4:1:5,上层)、氯仿-甲醇-水(65:35:10,下层)、乙酸乙酯-正丁醇-水(4:1:5,上层)等。显色剂常用硝酸银试液、苯胺-邻苯二甲酸试剂、茴香醛-硫酸试剂等,喷后需在100℃左右加热数分钟至显出斑点。在用硅胶薄层色谱进行分离时应注意,点样量一般不能大于 5μg,否则易造成斑点明显拖尾,R_f 值降低,使一些 R_f 值相近的糖类难以得到满意的分离效果。

第二节 苷类化合物

苷类又称配糖体,是糖或糖的衍生物(如氨基糖、糖醛酸等)与另一非糖物质通过糖的端基碳原子连接而成的化合物。其中,非糖部分称为苷元或配基,连接的键称为苷键,形成苷键的原子称为苷键原子。几乎所有的天然产物如黄酮、蒽醌、苯丙素、萜类等均可与糖或糖的衍生物形成苷,因此,苷类化合物分布广泛,是普遍存在的天然产物,它们还具有广泛的生物活性,是很多天然药物中的有效成分之一。

一、苷的结构与分类

苷类成分种类多、范围广,虽然均含有糖基部分,但苷元的结构类型差别大,性质和生物活性也各不相同,因此苷类有多种不同的分类方法。下面我们介绍两种最常用的分类方法。

（一）按苷键原子分类（表 2-2）

表 2-2 苷的主要结构类型与实例

结构类型		定义	活性成分	植物来源	生物活性
氧苷 （O-苷）	醇苷	苷元的醇羟基与糖的端基羟基脱水缩合而成的苷	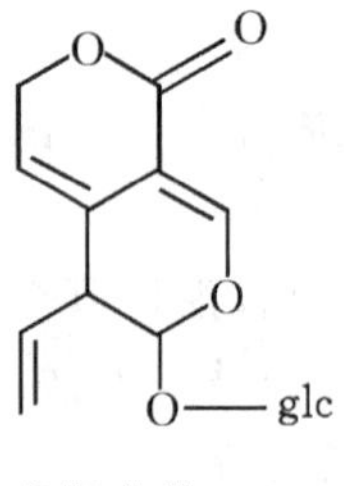 龙胆苦苷	来源于龙胆科植物条叶龙胆、龙胆、三花龙胆或坚龙胆的干燥根及根茎	具有利胆、抗炎、健胃等作用
	酚苷	苷元的酚羟基与糖的端基羟基脱水缩合而成的苷	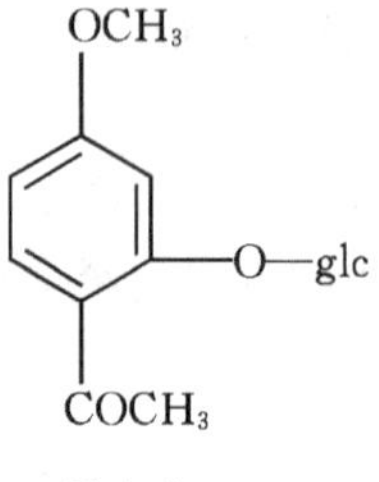 丹皮苷	来源于毛茛科植物牡丹的干燥根皮	具有抗菌、镇痛、镇静作用
	氰苷	主要是指 α-羟基腈的苷	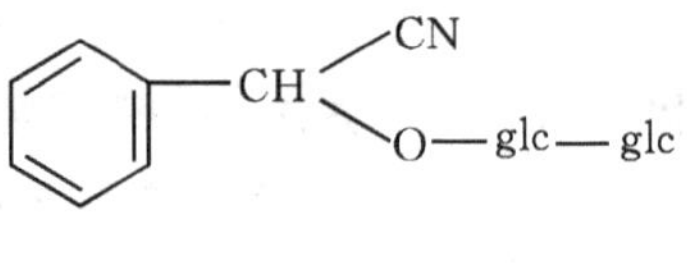 苦杏仁苷（氰苷）	来源于蔷薇科植物山杏、西伯利亚杏、东北杏或杏的干燥成熟种子	具有止咳化痰作用

续表

结构类型		定义	活性成分	植物来源	生物活性
氧苷（O—苷）	酯苷	苷元上的羧基和糖的端基羟基脱水缩合而成的苷	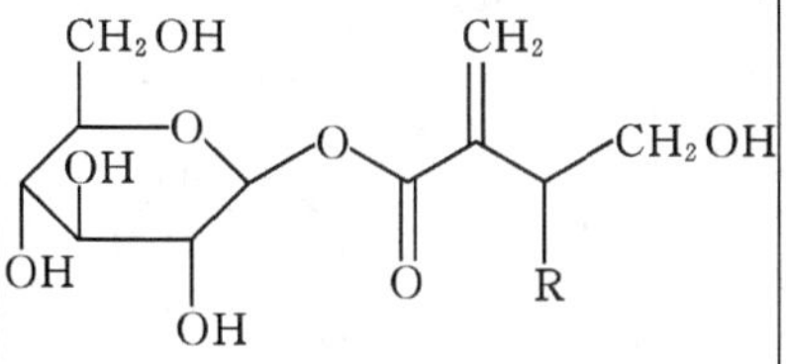 山慈菇苷 A：R=H 山慈菇苷 B：R=OH	来源于兰科植物杜鹃兰、独蒜兰或云南独蒜兰的干燥假鳞茎	具有抗真菌作用
	吲哚苷	指吲哚醇和糖形成的苷	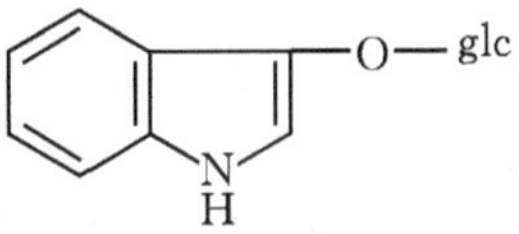 靛苷（吲哚苷）	来源于十字花科植物菘蓝、爵床科植物马兰、蓼科植物蓼蓝、马鞭草科植物大青木的干燥叶	具有抗病毒作用
硫苷（S—苷）		苷元上的巯基与糖的端基羟基脱水缩合而成的苷	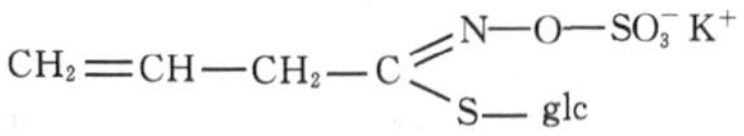 黑芥子苷	来源于十字花科植物黑芥子的干燥成熟的种子	具有抗炎、止痛作用
氮苷（N—苷）		苷元上的氨基与糖的端基羟基脱水缩合而成的苷	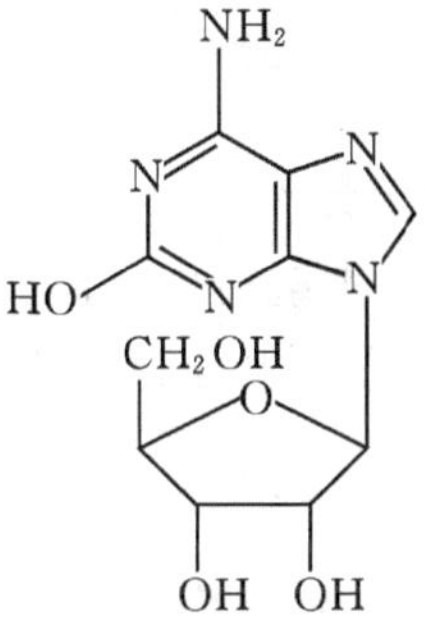 巴豆苷	来源于大戟科植物巴豆的干燥成熟果实	具有抗菌作用
碳苷（C—苷）具有溶解度小、难于水解的共同特点		由苷元酚羟基所活化的邻对位的氢与糖的端基羟基脱水缩合而成的苷	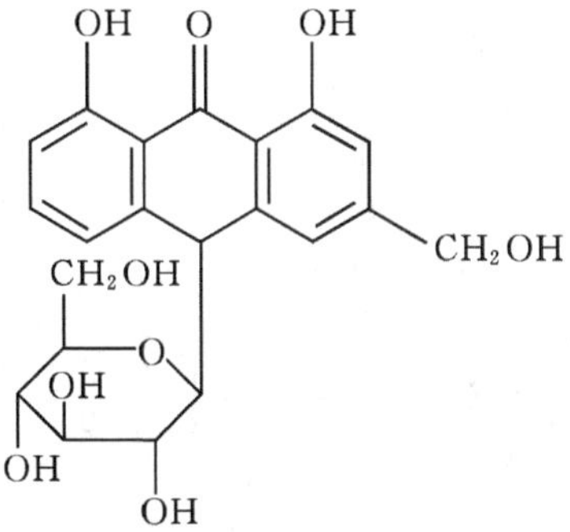 芦荟苷	来源于百合科植物库拉索芦荟、好望角芦荟或其他同属近缘植物叶的汁液浓缩干燥物	具有泻下作用

课堂互动

请指出下列化合物属于哪种苷类化合物?

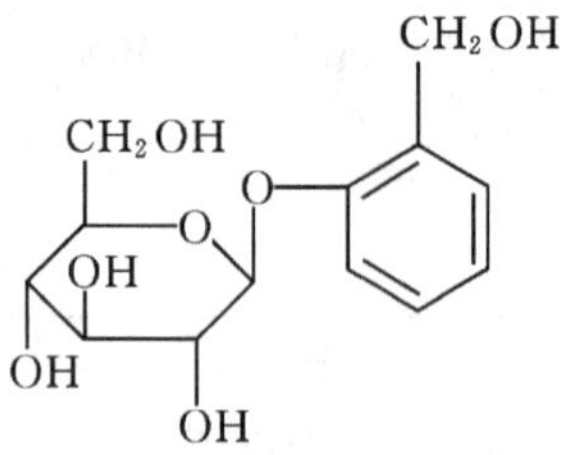

水杨苷

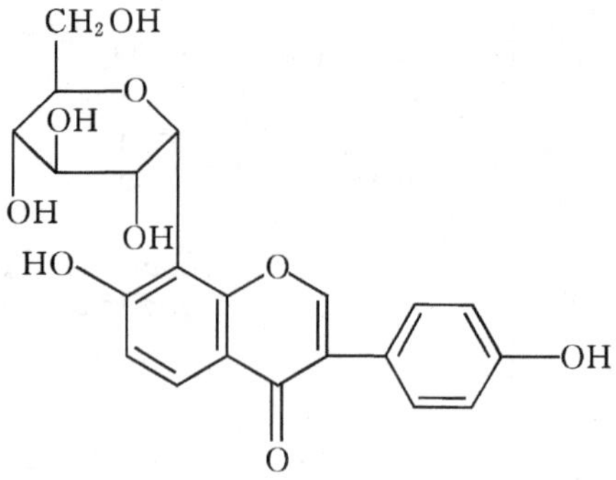

葛根素

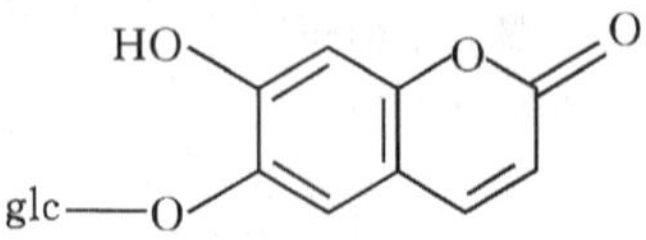

七叶苷(香豆素苷)

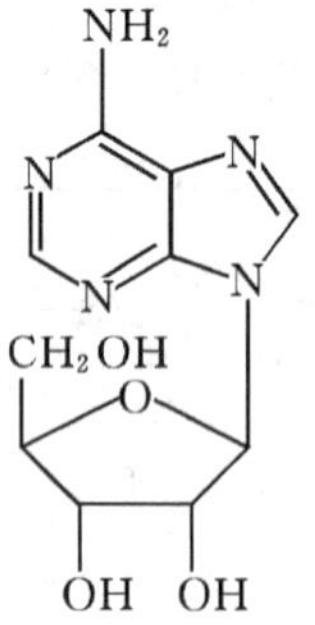

腺苷

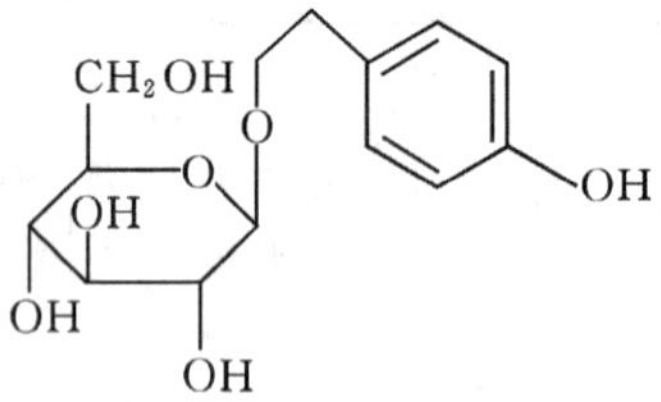

红景天苷

(二)按苷类在植物体内的存在状况分类

原存在于植物体内的苷称为原生苷,水解后失去部分糖的苷称为次生苷。

例如苦杏仁苷在酶的催化下水解生成次生苷野樱皮苷,野樱皮苷在酶的催化下水解生成苷元杏仁腈。

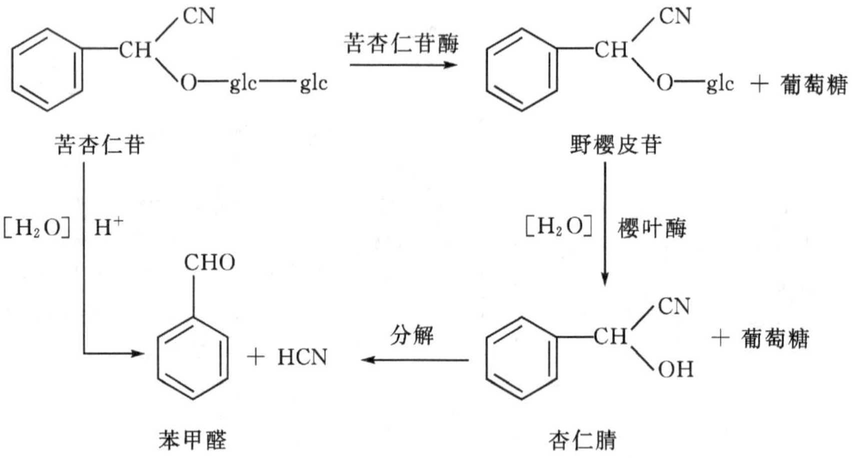

苦杏仁苷 →(苦杏仁苷酶) 野樱皮苷 + 葡萄糖

野樱皮苷 →([H₂O] 樱叶酶) 杏仁腈 + 葡萄糖

苦杏仁苷 →([H₂O] H⁺) 苯甲醛 + HCN

杏仁腈 →(分解) 苯甲醛 + HCN

二、苷的理化性质

(一)性状

苷类化合物多数是固体,其中糖基少的可以结晶,而多糖基的皂苷多为具有吸湿性的无定无形粉末。苷类一般是无味的,但也有很苦的和有甜味的,如穿心莲新苷、新橙皮苷是苦味的,甜菊苷、甘草皂苷是甜味的。多数苷类化合物无颜色,少数苷类因苷元结构中含有共轭体系和助色团而呈现一定的颜色,如黄酮苷、蒽醌苷、花色苷等。

 知识拓展

甜菊苷

甜菊苷号称为"天然甜味剂",是从甜叶菊的叶子中提取得到的,是菊科草本植物最主要的一种甜味成分,属于贝壳杉烷型四环二萜的多糖苷,比蔗糖甜180~200倍。由于其热量仅为蔗糖的1/3,属于低热能型甜味剂,可将其用于糖尿病患者和肥胖人群做甜味剂用;甜菊苷还具有清热、利尿、调节胃酸的功效,对高血压也有一定的疗效,所以也广泛应用于医药工业,发展前景广阔,被誉为最有发展前途的新糖原。

(二)旋光性

多数苷类化合物呈左旋性,但水解后,由于生成的糖常是右旋的,因而使混合物呈右旋性。因此,比较水解前后旋光性的变化,可以用于检识苷类化合物的存在。但有些低聚糖或多糖的分子中也具有类似的苷键,因此,只有在水解产物中找到苷元,才能确定有无苷类的存在。

(三)溶解性

苷类的亲水性与糖基数目密切相关,往往随糖基的增多而增大。苷类一般可溶于甲醇、乙醇等亲水性有机溶剂和水,不溶或难溶于亲脂性有机溶剂。大分子苷元如甾醇等的单糖苷常可溶解于低极性的有机溶剂;如果糖基增多,则苷元占的比例相应变小,亲水性增加,在水中的溶解度也就增加。苷元一般呈亲脂性,可溶于醇、乙酸乙酯、三氯甲烷、乙醚等有机溶剂中。碳苷的溶解性较为特殊,无论在水或有机溶剂中,溶解度一般都较小。

(四)苷键的裂解

苷键的裂解反应是一类研究多糖和苷类化合物的重要反应。该反应可以使苷键切断,从而更方便地了解苷元的结构、所连糖的种类和组成、苷元与糖的连接方式以及糖与糖的连接方式。苷键裂解的方法有酸催化水解法、碱催化水解法、酶催化水解法、乙酰解反应和过碘酸裂解反应等。

1. **酸催化水解法**

苷键为半缩醛(酮)结构,对酸不稳定,易被酸催化水解。反应一般在水或稀醇溶液中进行,常用的酸有盐酸、硫酸、乙酸、甲酸等。其机制是苷键原子先被质子化,然后苷键断裂形成糖基正离子或半椅型的中间体,在水中溶剂化成糖,并释放催化剂质子。下面以氧苷中的葡萄糖苷烯酸水解为例说明其反应过程。

由上述机制可以看出,酸催化水解的难易与苷键原子上的电子云的密度及空间位阻环境有密切的关系,凡有利于苷键原子质子化和中间体形成的一切因素均有利于苷键的水解。因此,水解难易的规律可从苷键原子、糖原、苷元三方面来讨论。

(1)按苷键原子的不同,酸水解难易顺序为:C—苷＞S—苷＞O—苷＞N—苷。C 上无未共享电子对,不能质子化,很难水解;而 N 碱度大,最易接受质子,故最易水解,但当 N 在酰胺或嘧啶环上时,由于受到强烈的 p—π 共轭和诱导效应的影响,N 已几乎无碱性,难水解。

(2)糖原不同影响酸水解的难易程度。

①呋喃糖苷较吡喃糖苷易水解。因为五元呋喃环是平面结构,使环上各取代基处于重叠位置,比较拥挤,张力比较大,酸水解时形成的中间体使拥挤状态有所改善,环的张力减少,故有利于水解。

②酮糖苷较醛糖苷易水解。一般酮糖多为呋喃糖结构,醛糖多为吡喃糖结构,且酮糖的拥挤端基上有一个—CH_2OH 大基团,增加了空间拥挤状况,故有利于水解。

③吡喃糖苷中,吡喃环 C_5 上的取代基越大越难水解,因为 C_5—R 会对质子进攻苷键造成一定的位阻,当取代基为羧基时则更难水解。其水解由难到易顺序为:糖醛酸苷＞七碳糖苷＞六碳糖苷＞甲基五碳糖苷＞五碳糖苷。

④氨基糖较羟基糖难水解,羟基糖又较去氧糖难水解。因为氨基和羟基均可与苷键原子争夺质子,当其被质子化后,使端基碳原子电子云密度降低,不利于苷键原子质子化。尤其是 C_2 上的取代基对质子的竞争性吸引,使苷键原子电子云密度降低,不利于苷键原子质子化,使水解速率降低。因此,当氨基、羟基被乙酰化后,有利于水解。其水解难易顺序为:2-氨基糖苷＞2-羟基糖苷＞6-去氧糖苷＞2-去氧糖苷＞2,6-二去氧糖苷。

(3)苷元不同影响酸水解的难易。

①芳香族苷因苷元部分有供电子结构,其水解较脂肪族苷容易。

②当苷元为小基团时,由于横键上的原子易于质子化,故横键上的苷键较竖键易水解;当苷元为大基团时,空间因素占主导地位,苷元的脱去有利于中间体的稳定,故竖键的苷键较横键易水解。

酸催化水解常采用稀酸,对于难水解的苷类才采用较为剧烈的条件,而这又可能使苷元发生脱水等变化。为了防止结构发生变化获得原苷元,可采用双相水解的方法,即在水溶液中加入与水不互溶的有机溶剂如苯等,使水解后的苷元立即进入有机相中,避免与酸长时间接触。

2. 碱催化水解和 β-消除反应

一般的苷键对稀碱应该相当稳定,不易被碱催化水解,但苷键具有酯的性质时,遇碱就能水解,如酯苷、酚苷、氰苷、烯醇苷和苷键β位有吸电子基取代的苷易为碱所水解,但有时得到的是脱水苷元,如藏红花苦苷、靛苷、蜀黍苷都可为碱所水解。

由于苷键β位吸电子基团能使苷元α-位氢活化,有利于OH^-的进攻,故苷键的β位有吸电子取代的苷(如藏红花苦苷、蜀黍苷等)在碱液中可与苷键发生消除反应而开裂苷键,此反应称为β消除反应。

水杨苷　　　　　　靛苷　　　　　　蜀黍苷

3. 酶催化水解法

酶催化水解反应具有专属性高、条件温和的特点。用酶水解苷键可以获知苷键的构型,保持苷元的结构不变,还可以保留部分苷键得到次级苷或低聚糖,以便获知苷元和糖、糖和糖之间的连接方式。

常用的酶有:①β-果糖苷水解酶:如转化糖酶,可以水解β-果糖苷键而保存其他苷键结构;②α-葡萄糖苷水解酶:如麦芽糖酶;③β-葡萄糖苷水解酶:如杏仁苷酶,可以水解一般β-葡萄糖苷和有关六碳醛糖苷。纤维素酶也是β-葡萄糖苷水解酶,如穿心莲中的穿心莲内酯 $19-β-D-$葡萄糖苷用此酶水解可得到原苷元。此外,蜗牛酶、橙皮苷酶、高峰糖化酶也常用于苷键水解。但酶的纯化很困难,目前使用的多数是未提纯的混合酶。

4. 乙酰解反应

在多糖苷的结构研究中,为了确定糖与糖之间的连接位置,常应用乙酰解开裂一部分苷键,保留另一部分苷键,然后用薄层或气相色谱鉴定在水解产物中得到的乙酰化单糖和乙酰化低聚糖。反应试剂为醋酐和不同酸的混合液,常用的试剂有 H_2SO_4、$HClO_4$、CF_3COOH、$ZnCl_2$、BF_3 等。乙酰解反应机制与酸催化水解相似,进攻的基团为 CH_3CO^+。此法的优点为,反应条件温和、操作简便,所得产物为单糖、低聚糖及苷元的酰化物,增加了反应产物的脂溶性,有利于提纯、精制和鉴定等。

5. 过碘酸裂解反应 (Smith 降解法)

苷类分子中的糖基具有邻二醇结构,可以被过碘酸氧化开裂。Smith 降解法是常用的氧化开裂法,对某些用酸催化水解时苷元结构容易发生改变的苷类,以及较难水解的碳苷尤为适合。Smith 降解法反应条件温和,可得到完整的苷元,这对苷元结构的研究具有重要的意义。但该法不适用于有邻二醇羟基或易被氧化的基团的苷,因过碘酸在氧化糖的同时也将其氧化。其反应过程为:样品溶于水或稀醇液中,加入 $NaIO_4$,室温下将糖氧化开裂成二醛,再用 $NaBH_4$ 将醛还原成相应的二元醇,然后在室温下与稀酸作用,使其水解成苷元、多元醇和羟基乙醛。反应式如下:

$$\begin{array}{c}\text{（结构式）}\xrightarrow{IO_4^-}\text{（结构式）}\xrightarrow{BH_4^-}\text{（结构式）}\\ \xrightarrow{H^+}\text{（产物）}+\text{（产物）}+ROH\end{array}$$

三、苷的提取与检识

(一) 提取

提取时应明确提取的目的，即要求提取的是原生苷、次生苷，还是苷元，然后根据要求选择不同的提取方法。

1. 原生苷提取

植物体内，苷类常与水解苷类的酶共存，因此要提取原生苷，必须先破坏或抑制酶的活性。常用的方法有：将药材直接投入到沸水中提取；在药材中加入一定量的无机盐（如 $CaCO_3$）后，再用沸水提取；用甲醇或 60% 以上的乙醇提取等。在提取过程中，要尽量避免与酸或碱接触，以免苷类水解。

各种苷类，由于苷元的结构不同，所连接的糖也不一样，很难有统一的提取方法，如用极性不同的溶剂按极性从小到大的顺序提取，则在每一步提取的组分中，都可能有苷的存在。因此，原生苷的提取常采用系统溶剂法，提取流程如下：

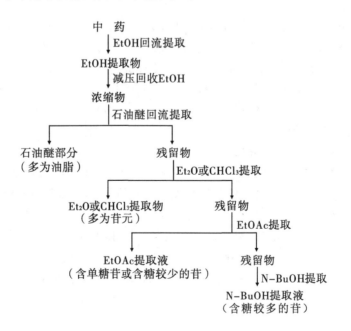

2. 次生苷提取

提取次生苷或苷元时,应有目的地利用和控制酶、酸或碱水解。常用方法是:在药材粗粉中加入适量的温水,温度控制在35℃左右(保持酶的活性),放置24~48小时,发生酶解后,用不同浓度的乙醇可提取次生苷;或在酶解后再进行不同条件下的酸水解,用醇、三氯甲烷、苯等有机溶剂提取苷元。也可先提出药材中的总苷,再将其进行水解生成次生苷或苷元,依据水解产物的性质,选用合适的溶剂萃取。

(二) 检识

苷类的检识主要包括苷元和糖的鉴定。苷类分子中糖的鉴定与糖类化合物的鉴定类似;因苷元结构类型较多、性质各异,因此需通过某些化学反应先确定其结构类型和基本母核结构,再按照所属类型分别进行鉴定,其方法参见后续相应章节中的介绍。

目标检测

一、选择题

A型题[1~15题]

1. 低聚糖含有的糖基个数范围是
   A. 2~9个 B. 20~100个 C. 10个以上
   D. 20~70个 E. 20~90个

2. 芸香糖的组成是
   A. 两分子葡萄糖 B. 两分子鼠李糖
   C. 三分子葡萄糖 D. 一分子葡萄糖,一分子鼠李糖
   E. 一分子葡萄糖,一分子果糖

3. 洋地黄毒糖属于
   A. 氨基糖 B. 糖醛酸 C. 2,6-二去氧糖
   D. 糖醇 E. 6-去氧糖

4. 属于氰苷的化合物是
   A. 巴豆苷 B. 红景天苷 C. 苦杏仁苷
   D. 天麻苷 E. 芦荟苷

5. 在水和其他溶剂中溶解度都很小的苷是
   A. 氧苷 B. 氮苷 C. 硫苷
   D. 酯苷 E. 碳苷

6. 下列吡喃糖苷中水解速度最快的是
   A. 六碳糖苷 B. 五碳糖苷 C. 七碳糖苷
   D. 甲基五碳糖苷 E. 葡萄糖醛酸苷

7. 最难被酸水解的是
   A. 碳苷 B. 氮苷 C. 氧苷
   D. 硫苷 E. 氰苷

8. 根据苷原子分类,属于硫苷的是
   A. 山慈菇A B. 黑芥子苷 C. 巴豆苷

D. 芦荟苷　　　　　　　E. 天麻苷

9. 麦芽糖酶能水解
   A. α-果糖苷键　　　B. α-麦芽糖苷键　　　C. β-果糖苷键
   D. β-葡萄糖苷键　　E. α-葡萄糖苷键

10. 提取苷类成分时,为抑制或破坏酶常加入一定量的
    A. 硫酸　　　　　　B. 酒石酸　　　　　　C. 碳酸钙
    D. 氢氧化钠　　　　E. 碳酸钠

11. 若提取药材中的原生苷,除了采用沸水提取外,还可以选用
    A. 热乙醇　　　　　B. 氯仿　　　　　　　C. 乙醚
    D. 冷水　　　　　　E. 酸水

12. 下列有关苦杏仁苷的分类,错误的是
    A. 双糖苷　　　　　B. 原生苷　　　　　　C. 氰苷
    D. 氧苷　　　　　　E. 双糖链苷

13. 下列有关苷键酸水解的论述,错误的是
    A. 呋喃糖苷比吡喃糖苷易水解　　　　　B. 醛糖苷比酮糖苷易水解
    C. 去氧糖苷比羟基糖苷易水解　　　　　D. 氮苷比硫苷易水解
    E. 酚苷比甾苷易水解

14. 苦杏仁苷酶水解的最终产物包括
    A. 葡萄糖、氢氰酸、苯甲醛　　　　　　B. 龙胆双糖、氢氰酸、苯甲醛
    C. 野樱苷、葡萄糖　　　　　　　　　　D. 苯羟乙腈、葡萄糖
    E. 苯羟乙腈、龙胆双糖

15. 中药苦杏仁引起中毒的成分是
    A. 挥发油　　　　　B. 蛋白质　　　　　　C. 苦杏仁酶
    D. 苦杏仁苷　　　　E. 脂肪油

X 型题[16～20 题]

16. 属于氧苷的是
    A. 红景天苷　　　　B. 天麻苷　　　　　　C. 芦荟苷
    D. 苦杏仁苷　　　　E. 巴豆苷

17. 酶水解具有
    A. 专属性　　　　　B. 选择性　　　　　　C. 氧化性
    D. 温和性　　　　　E. 不可逆性

18. Smith 裂解法中用到的试剂有
    A. 过碘酸　　　　　B. 四氢硼钠　　　　　C. 浓硫酸
    D. 氢氧化钠　　　　E. 稀盐酸

19. 关于苷类化合物说法正确的是
    A. 大多具有升华性　　　　　　　　　　B. 结构中均含有糖基
    C. 大多具有挥发性　　　　　　　　　　D. 可发生酸水解反应
    E. 可发生酶水解反应

20. 自中药中提取原生苷,抑制和破坏酶的活性,常采用的方法是
    A. 在中药中加入碳酸钙　　　　　　　　B. 在中药中加入酸水
    C. 沸水提取　　　　　　　　　　　　　D. 甲醇提取
    E. 30~40℃保温

二、简答题
1. 写出 D-葡萄糖、芸香糖、D-葡萄糖醛酸、L-鼠李糖的结构式。
2. 苷类的酸催化水解与哪些因素有关?水解难易有什么规律?
3. 苷键的酶催化水解有什么特点?

第三章 苯丙素类化合物

学习目标

【掌握】香豆素类化合物的结构类型、理化性质与显色反应。
【熟悉】香豆素和木脂素的提取分离和检识方法。
【了解】苯丙酸和木脂素化合物及其生物活性。

苯丙素是天然存在的一类含有一个或几个 C_6—C_3 基团的酚性物质。常见的有苯丙烯、苯丙酸、香豆素、木脂素等，广义地讲，黄酮类也是苯丙素的衍生物。从生物合成途径上看，苯丙素类多数由莽草酸开始，通过苯丙氨酸和酪氨酸，后者再经过脱氨、羟基化以及偶合形成最终产物。

苯丙素苷类化合物具有抗菌消炎、抗肿瘤、抗病毒、抗氧化、保肝护肝和碱基修复等作用，对于糖尿病及相关疾病，以及对由于身心压力所致的性功能障碍，学习、记忆能力低下等都具有明显的改善作用。

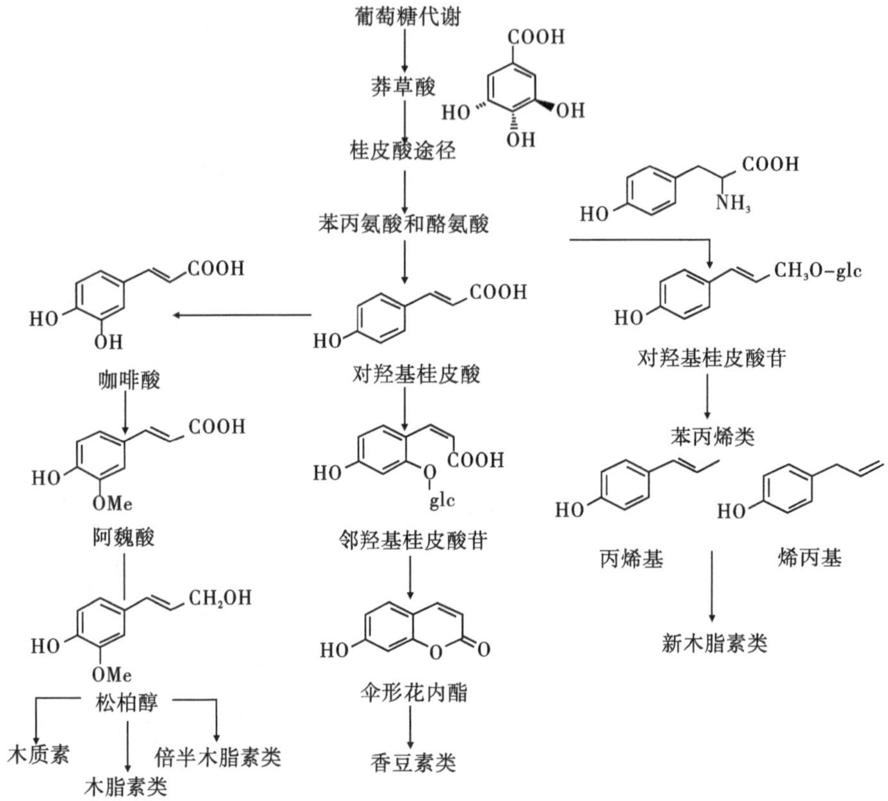

第一节　苯丙酸类化合物

酚酸类成分在植物中广泛分布,其基本结构是酚羟基取代的芳香羧酸,其中多数属于具有 $C_6—C_3$ 结构的苯丙酸类。

常见的苯丙酸如:

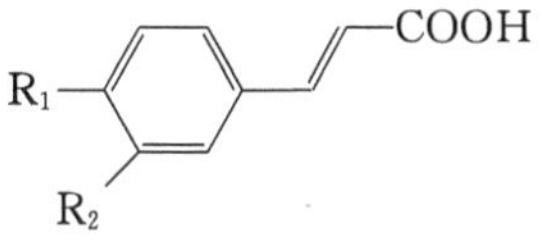

	R_1	R_2
桂皮酸	—H	—H
对羟基桂皮酸	—OH	—H
咖啡酸	—OH	—OH
阿魏酸	—OH	—OCH$_3$
异阿魏酸	—OCH$_3$	—OH

一、苯丙酸的存在形式

苯丙酸常与不同的醇、氨基酸、糖、有机酸等结合成酯,它们多有较强的生理活性。如绿原酸是 3-咖啡酰奎宁酸,存在于很多中药如茵陈、金银花中,是其抗菌、利胆的有效成分。除此以外,常见含有苯丙酸成分的中药还有升麻(含阿魏酸等)、茵陈(含绿原酸)及川芎(含阿魏酸)等。

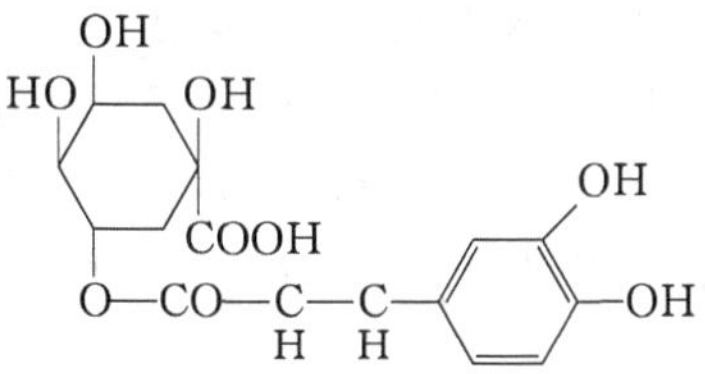

二、苯丙酸类及其衍生物的理化性质和鉴别

1. **溶解性**

苯丙酸类及其衍生物易溶于低极性的有机溶剂,如氯仿、乙醚、甲醇、乙醇等,可以溶于热水、碱水,难溶于冷水。

2. **化学性质**

苯丙酸结构中具有苯环和羧基,所以有两者的性质。羧基可以和各种金属盐显示不同颜色,也可以与羟胺反应生成异羟肟酸衍生物,与铁离子络合生成红至紫红色的化合物。如果结构中含有酚羟基具有酚类的性质,即在含苯丙酸样品的甲醇溶液中加入 1%～2%FeCl$_3$ 溶液几滴,可显红色。

3. **鉴别**

Gepfner 试剂:1%亚硝酸钠溶液与相同体积 10%的醋酸混合,喷雾后,在空气中干燥,再用 0.5mol/L 的苛性碱甲醇溶液处理;Millon 试剂:在紫外线下,这些化合物为无色或具有蓝色荧光,用氨水处理后呈蓝色或绿色荧光。

第二节　香豆素类化合物

香豆素类化合物是指一类具有苯骈 α-吡喃酮母核的天然化合物的总称，在结构上可以看成是顺邻羟基桂皮酸脱水而形成的内酯类化合物，简单地可以看作是由 1 个 C_6—C_3 式结构衍生的一类化合物，具有芳香气味，大多数香豆素取代基有羟基（7-位多见）、甲氧基、异戊烯氧基、异戊烯基等。目前发现的香豆素类化合物约有 1200 种。

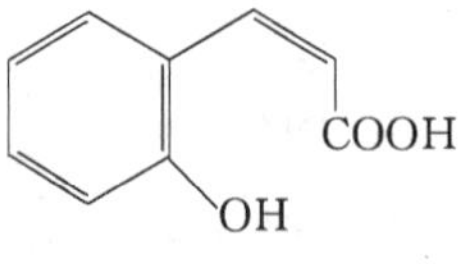

顺邻羟基桂皮酸 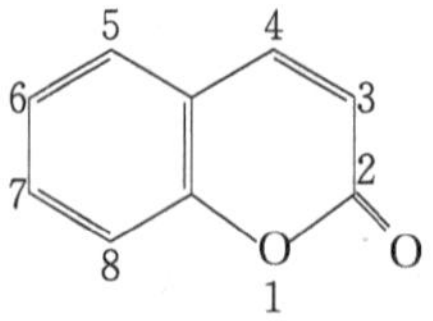　　　　　香豆素母核

香豆素类化合物广泛分布在高等植物中，尤其在芸香科和伞形科中含量较多，豆科、兰科、木樨科、茄科、菊科等植物以及微生物代谢产物中也有发现。

香豆素类化合物在紫外光下通常显蓝色荧光，有的在可见光下也可观察到荧光，当遇浓硫酸时也能产生特征的蓝色荧光。因此，香豆素比较容易被发现。常用含有香豆素的天然药物有：秦皮、白芷、独活、补骨脂等。

香豆素类化合物有广泛的生物活性。如补骨脂内酯外涂或口服后经过日光照射可引起皮肤色素沉着，可用于治疗白癜病；七叶内酯及其苷（中药秦皮的有效成分之一，属于简单香豆素类化合物）可治疗痢疾；蛇床子、毛当归根中的奥斯脑（Osthole）可抑制乙肝表面抗原；茵陈中的滨蒿内酯，具有松弛平滑肌、解痉利胆等作用；海棠果内酯（属于其他类香豆素）有很强的抗凝血作用；黄曲霉素在极低浓度下都可能引起动物肝的损伤并导致癌变。

一、香豆素的结构与分类（表 3-1）

表 3-1　香豆素结构分类及代表化合物

类型（基本母核）	代表化合物
简单香豆素 （仅苯环一侧有取代基） 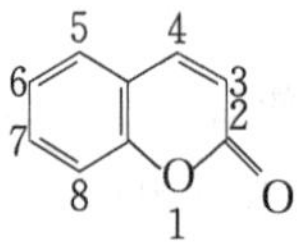	伞形花内酯（7-OH 香豆素） 瑞香内酯（7,8-二 OH 香豆素） 七叶内酯（6,7-二 OH 香豆素） 七叶苷（7-OH，6-O-葡萄糖苷） 滨蒿内酯（6,7-二 OCH_3 香豆素） 蛇床子素（7-OCH_3，8-异戊烯基香豆素）

续表

类型(基本母核)	代表化合物
呋喃香豆素 线型(6,7-呋喃)香豆素 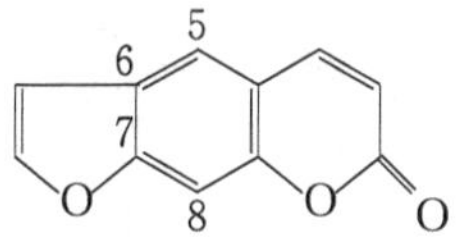 角型(7,8-呋喃)香豆素 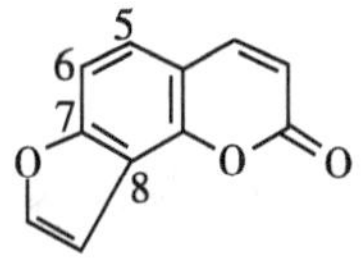	补骨脂内酯(母核结构) 佛手苷内酯(5-OCH₃) 花椒毒内酯(8-OCH₃) 欧前胡内酯(8-异戊烯氧基) 紫花前胡内酯(未降解的二氢香豆素) 当归素(白芷内酯,母核结构) 虎耳草素(5,6-二OCH₃) 异佛手苷内酯(5-OCH₃)
吡喃香豆素 线型(6,7-吡喃)香豆素 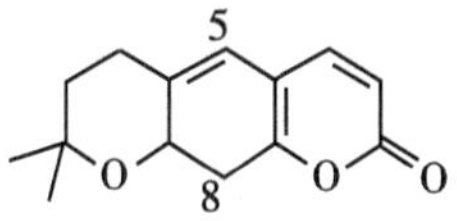 角型(7,8-吡喃)香豆素 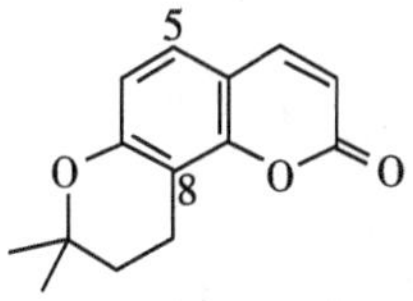	紫花前胡醇 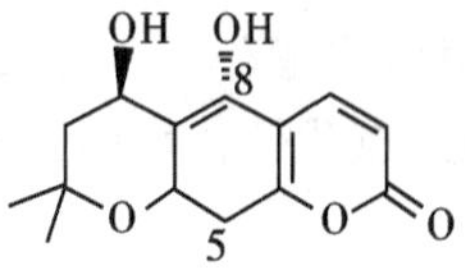 白花前胡丙素 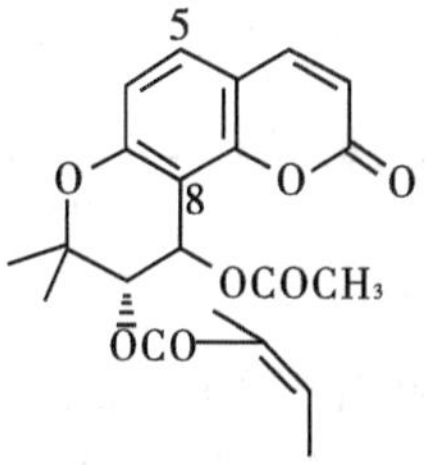
其他香豆素 异香豆素 α-吡喃酮环上有取代 香豆素二聚体,三聚体	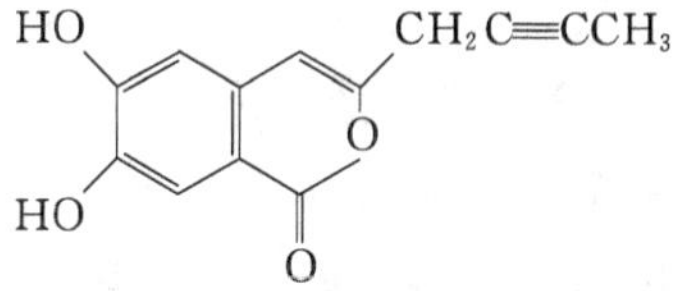 茵陈内酯

二、香豆素的理化性质

(一) 性状

游离香豆素类多为结晶性物质,亦有呈玻璃态或液态的。分子量小的具芳香气味、挥发性及升华性。香豆素苷类一般呈粉末或晶体状,无挥发性及升华性。

(二) 溶解性

游离香豆素(香豆素苷元):能溶于沸水,不溶或难溶于冷水,可溶于甲醇、乙醇、氯仿和乙醚等溶剂。因含酚羟基故可溶于碱水中。香豆素与糖结合成苷后,具有苷溶解性的一般规律,能溶于水、碱水、甲醇、乙醇等,难溶于极性小的有机溶剂。

(三)内酯环的性质(碱水解)

香豆素结构中含有内酯环,可以在碱水中开环,加酸后又可以闭合,游离析出。故可以用碱溶酸沉法提取。

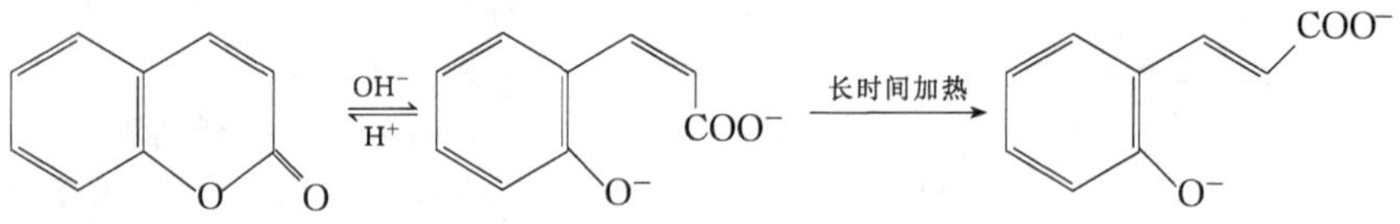

香豆素 ⇌(OH⁻/H⁺) 顺邻羟基桂皮酸盐 →(长时间加热) 反邻羟基桂皮酸盐

注意:香豆素加热时间不宜太长,不能与浓碱共沸,否则内酯环裂解为酚类或酚酸。

(四)显色反应

1. 异羟肟酸铁反应

本反应为香豆素内酯环特有的反应。香豆素类化合物加入碱水后开环,与羟胺作用可生成异羟肟酸,再与三氯化铁作用即生成红色的异羟肟酸铁。

反应机制:

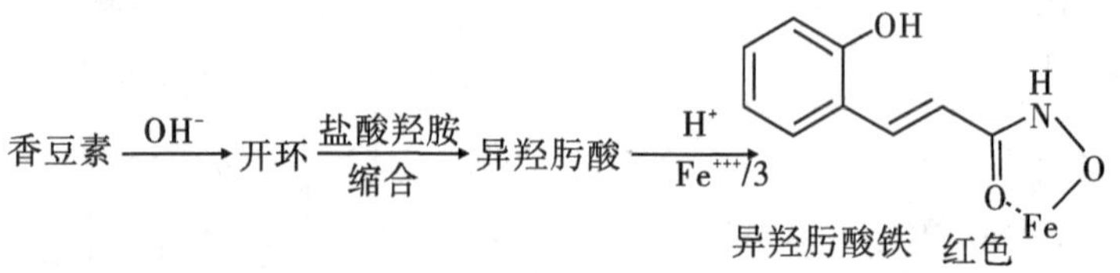

香豆素 →(OH⁻) 开环 →(盐酸羟胺缩合) 异羟肟酸 →(H⁺/Fe³⁺/3) 异羟肟酸铁(红色)

操作方法:样品溶于甲醇,加盐酸羟胺和氢氧化钾溶液各5滴,水浴加热4分钟,冷却,滴入三氯化铁溶液2滴或3滴,溶液显红色。

2. Gibb's反应

本反应用于鉴别酚羟基对位无取代基的化合物。Gibb's试剂为2,6-二氯(溴)苯醌氯亚胺,对于香豆素结构中 C_6 位无取代基时,可借水解反应使内酯开环,生成一个新的酚羟基,再加入Gibb's试剂后生成蓝色的络合物。

反应机制:

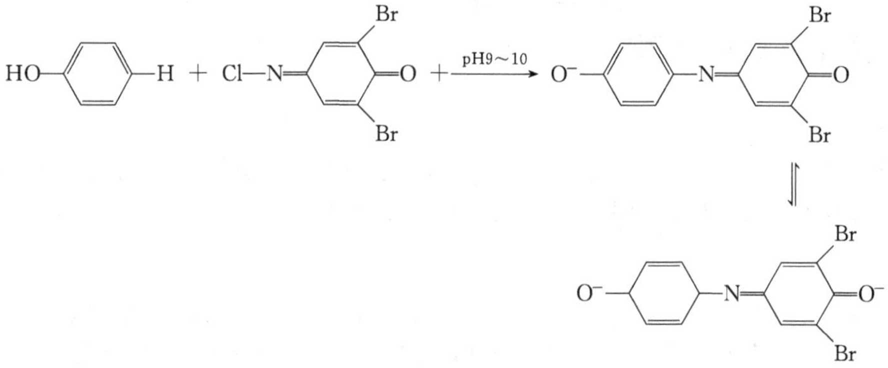

3. Emerson 反应

此反应同 Gibb's 反应。Emerson 试剂为氨基安替匹林和铁氰化钾,产生红色络合物。

4. 三氯化铁试剂反应

含酚羟基的香豆素类化合物在酸性条件下与三氯化铁作用产生颜色反应。颜色的深浅与香豆素结构中酚羟基的数目和位置有关,酚羟基数目越多,颜色越深,一般为绿色至墨绿色。

三、香豆素提取分离

(一)提取

小分子游离香豆素具有挥发性,故可以用水蒸气蒸馏法提取;由于香豆素结构具有内酯的性质故可用碱溶酸沉法,但是用本法提取时条件要温和。注意加碱的浓度不宜过大、接触的时间不宜太长、反应温度不宜过高。最常用溶剂法提取香豆素类化合物,可根据溶解性特点,用甲醇或乙醇提取,经浓缩后,依次用极性由小到大的石油醚、乙醚、乙酸乙酯等,结合大孔吸附树脂法提取,得到不同极性的成分。

(二)分离

香豆素单体分离比较困难,一般多用色谱法分离。分离极性小、游离态的香豆素,一般用硅胶吸附分离(氧化铝一般不用);分离极性大的香豆素苷类,一般用反相色谱(Rp-18、Rp-8)分离。

四、香豆素的检识

(一)荧光检识

香豆素类成分在紫外光下多呈蓝色或紫色荧光,7-羟基香豆素类有较强的蓝色荧光,加碱后荧光增强、颜色变绿,呋喃香豆素类显蓝色或褐色。

(二)显色反应

香豆素类化合物结构中具有内酯结构,且多含有酚羟基,通过这些特殊基团的显色反应,能为检识和鉴别香豆素类成分提供参考。通常用异羟肟酸铁反应鉴别香豆素结构中的内酯环存在与否,利用三氯化铁反应判断酚羟基的有无,Gibb's 反应和 Emerson 反应可用于检查6位是否有取代基。

(三)色谱检识

1. **薄层色谱**

香豆素类的薄层色谱吸附剂常用硅胶、氧化铝和纤维素。简单香豆素常用展开剂:甲苯-甲酸乙酯-乙酸乙酯(5:4:1),苯-丙酮(9:1)。呋喃香豆素类常用展开剂:氯仿-乙酸乙酯(7:1),乙醚-苯(1:1)。极性大的苷类可用极性的展开系统。

2. **纸色谱法**

游离香豆素类可用石油醚或环己烷-乙酸乙酯(5:1~1:1)、氯仿-丙酮(9:1~5:1)等溶剂系统展开。香豆素苷类可根据极性选用不同比例的氯仿-甲醇做展开剂。

香豆素在紫外光下(365nm)观察,多显蓝色、紫色荧光斑点,也可喷异羟肟酸铁试剂显色。

第三节 木脂素类化合物

木脂素是一类由二分子苯丙素衍生物（单体）聚合而成的天然化合物，由于主要存在于植物的木质部或开始析出时呈树脂状，所以称为木脂素。目前已从樟科、松科、胡椒科、五味子科、木兰科、菊科、马兜铃科等上百科的植物中发现不同类型的木脂素类化合物。

木脂素有广泛的生物活性。①抗肿瘤作用：小檗科鬼臼属及其近缘植物中，普遍存在含量较高的各种鬼臼毒素类木脂，均显示强的细胞毒活性，能显著抑制癌细胞的增殖；②肝保护和抗氧化作用：五味子和华中五味子果实中的各种联苯环辛烯类木脂素，均有保护和降低血清谷丙转氨酶的作用；③抗 HIV 作用：鬼臼毒素类木脂素对麻疹和Ⅰ型单纯疱疹有对抗作用；④杀虫作用：透骨草中的乙酰透骨草脂素具胃毒作用，是杀蝇的成分。芝麻素、细辛素、罗汉松脂素本身虽无杀虫作用，但对其他杀虫剂有增效作用；某些木脂素还具有抵制 cAMP 磷酸二酯酶活性、免疫增强、促进蛋白质和糖原的合成等多种作用。

一、木脂素的结构与分类

组成木脂素的单体有四种：桂皮酸（cinnamic acid）[偶为桂皮（cinnamaldehyde）]、桂皮醇（cinnamyl alcohol）、丙烯苯（propenyl benzene）和烯丙苯（allyl benze）。

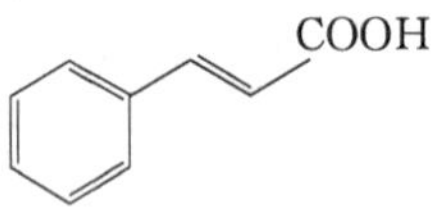

桂皮酸

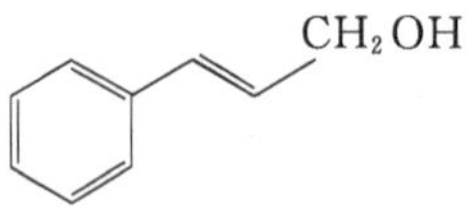

桂皮醇

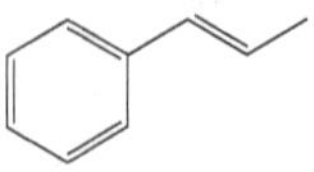

丙烯苯

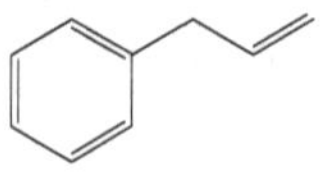

烯丙苯

（一）简单木脂素

简单木脂素是指两分子苯丙素以侧链中β碳原子（8-8'）连结而成的化合物。此类化合物也是其他一些类型木脂素的生源前体。

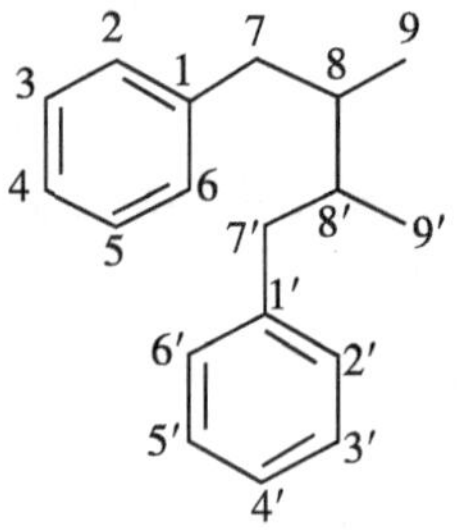

例如：去甲二氢愈创木脂酸，来自蒺藜科植物，结构中具有邻二酚羟基，常用作抗氧化剂。叶下珠脂素来自珠子草。去甲二氢愈创木脂酸与叶下珠脂素是其他类型木脂素的生源前体。

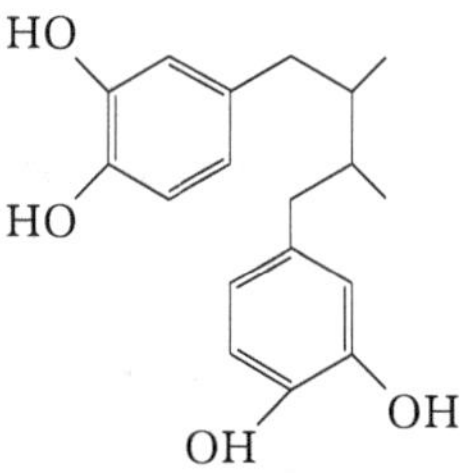

第三章 苯丙素类化合物

去甲二氢愈创木脂酸

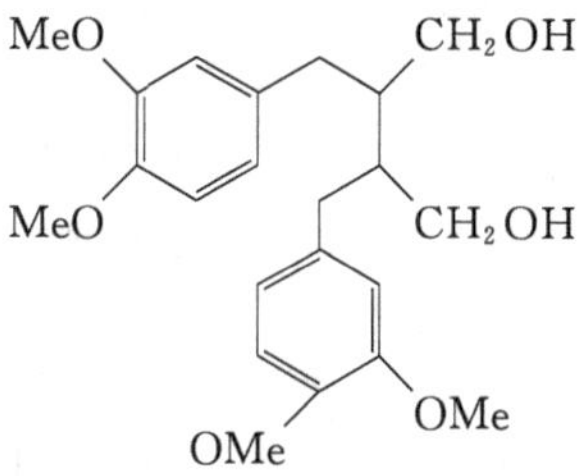

叶下珠脂素

(二) 单环氧木脂素

因氧原子连接位置的不同,可形成 7-O-7′、7-O-9′ 和 9-O-9′ 三种四氢呋喃结构。

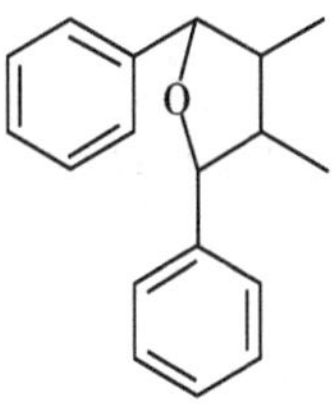

7-O-7′ 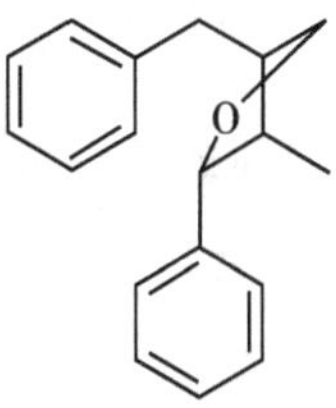　　　　　7-O-9′ 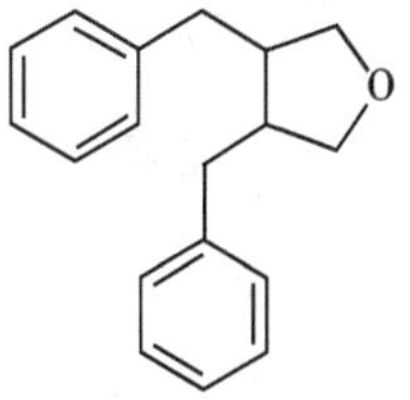　　　　　9-O-9′

(三) 木脂内酯

木脂内酯的结构特征是在简单木脂素的基础上,9-9′位环氧,C9 为 C=O 基。木脂内酯常与其单去氢或双去氢化合物共存于同一植物中。

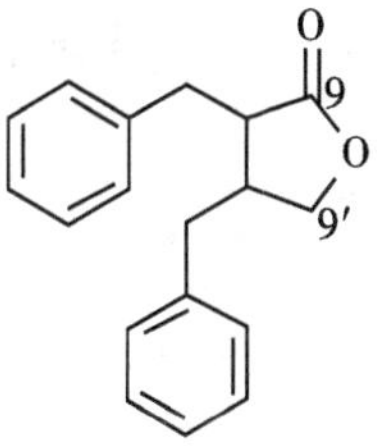

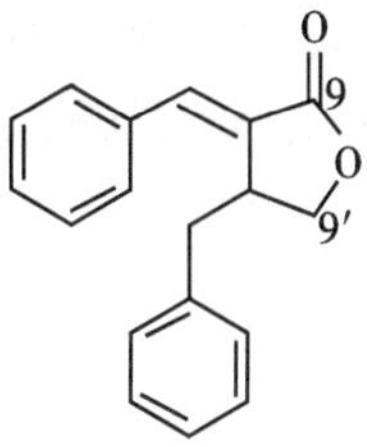

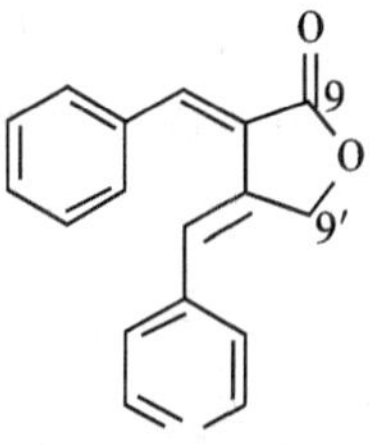

例如:牛蒡子中牛蒡子苷和牛蒡子苷元属于木脂内酯。

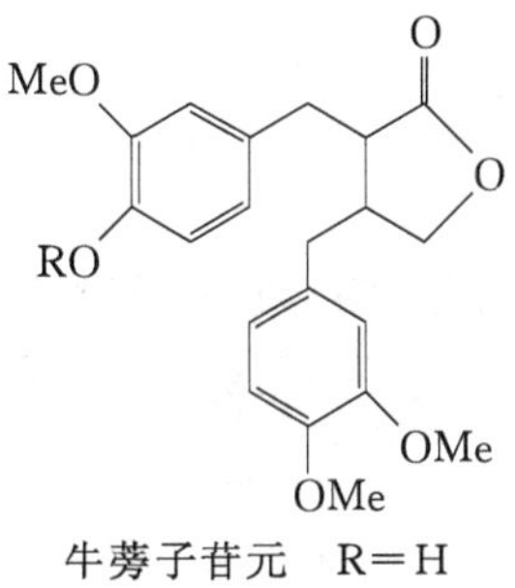

牛蒡子苷元　R=H
牛蒡子苷　　R=glc

(四)环木脂素

在简单木脂素的基础上,通过一个苯丙素单位中苯环的 6 位与另一个苯丙素的 7 位环合而成即为环木脂素,可分以下 3 种结构类型:

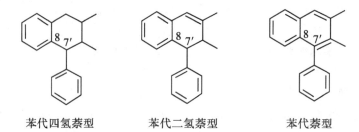

苯代四氢萘型　　　苯代二氢萘型　　　苯代萘型

(五)环木脂内酯

环木脂内酯是指环木脂素 C9—C9′ 间环合而成的内酯环,常见下列 2 种结构类型:

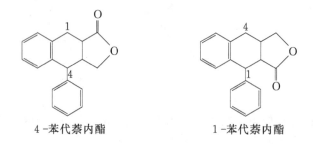

4-苯代萘内酯　　　1-苯代萘内酯

以鬼臼毒素为代表的芳基四氢萘内酯木脂素是很重要的一类天然产物,主要存在于鬼臼属及其近缘植物中,其内酯环为反式,遇碱易异构化为顺式。

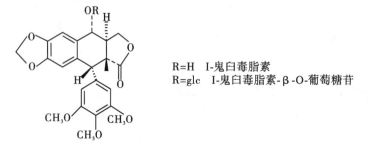

R=H　Ⅰ-鬼臼毒脂素
R=glc　Ⅰ-鬼臼毒脂素-β-O-葡萄糖苷

(六)双环氧木脂素

天然的双环氧木脂素是由两分子苯丙素侧链相互连接形成的两个环氧。例如:从连翘中分得的连翘脂素和连翘苷,细辛中的细辛脂素都是双环氧木脂素。

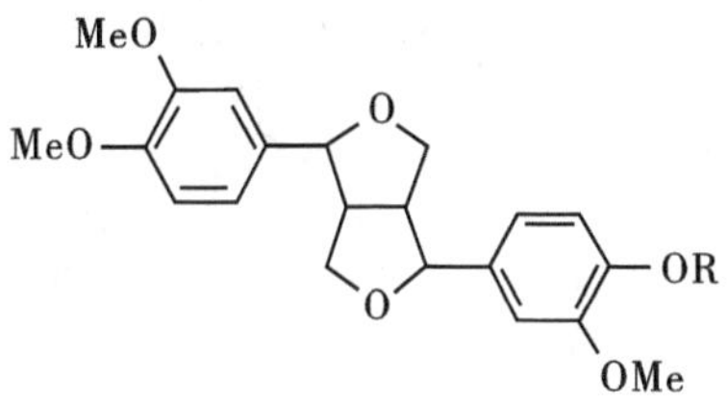

第三章 苯丙素类化合物

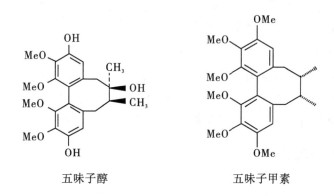

连翘脂素 R=H 连翘苷 R=glc

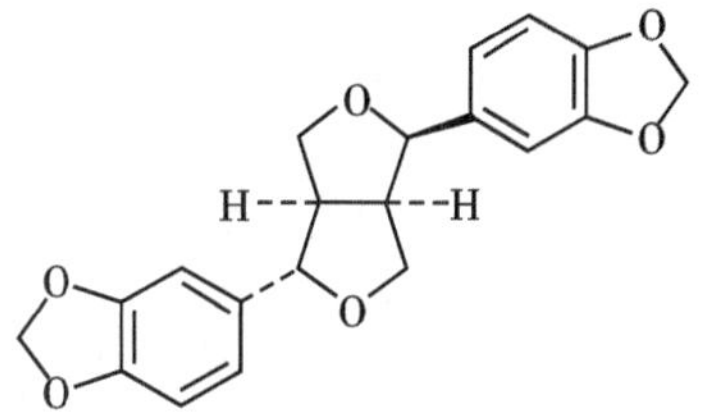

(+)-细辛脂素

(七)联苯环辛烯型木脂素

联苯环辛烯型木脂素的结构中既有联苯的结构,又有环辛烯的八元环状结构。此类木脂素集中存在于五味子科五味子属和南五味子属植物中,具有联苯骈环辛二烯结构。代表物质有五味子甲素(从五味子果实中可分离出五味子甲素、五味子乙素与五味子丙素),我国在木脂素方面突出的工作是五味子的木脂素,它具有降低血清谷丙转氨酶的活性作用。其合成类似物联苯双酯已用于治疗肝炎。

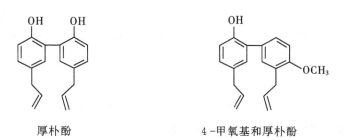

五味子醇

五味子甲素

(八)联苯型木脂素

联苯型木脂素中两个苯环通过3-3′直接连接而成,其侧链为未氧化型。例如:从厚朴树皮中分得的厚朴酚和4-甲氧基和厚朴酚类结构,为典型的联苯型木脂素,并对革兰氏阳性菌、抗酸细菌和丝状真菌有明显的抑制作用。

厚朴酚

4-甲氧基和厚朴酚

(九)其他木脂素

近年来,从天然药物中分离得到的一些结构不属于以上8种结构的木脂素。猫眼草素与水飞蓟素均含有苯骈二氧六环结构,分别属于香豆素木脂素和黄酮木脂素。

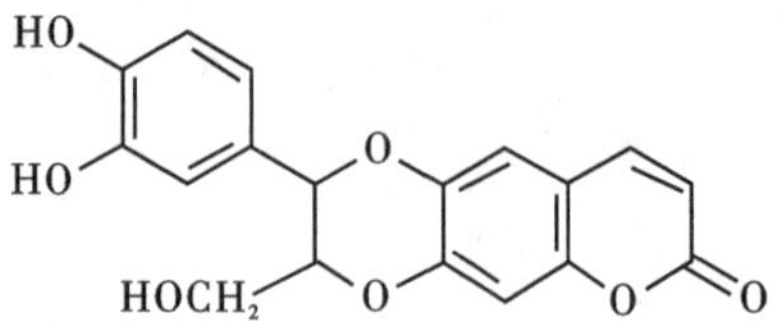

猫眼草素 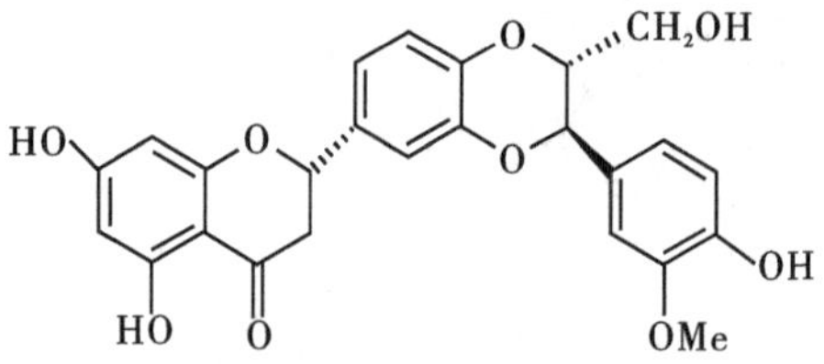　　　　　　　　　水飞蓟素

二、木脂素的理化性质

(一)性状

多数为无色结晶,一般无挥发性,少数具升华性。

(二)溶解性

游离木脂素多具亲脂性,易溶于有机溶剂,如苯、乙醚、氯仿、乙醇;难溶于水,具酚羟基的木脂素可溶于碱水液中。木脂素苷水溶性增大。

(三)光学活性与异构化作用

木脂素常有不对称碳原子或不对称中心,多数具有光学活性,遇酸易异构化(双环氧木脂素),而木脂素的生物活性与其立体结构有一定关系(鬼臼毒脂素具有抗癌活性),因此,在木脂素的提取分离过程中应尽量避免与酸碱的接触,以防止其构型的改变。

三、木脂素的提取分离

(一)溶剂法

最常用溶剂法提取木脂素类化合物,可根据不同化合物的溶解性特点:游离木脂素极性比较小,能溶于乙醚、氯仿等低极性有机溶剂;木脂素苷类极性比较大,易溶于极性大的甲醇或乙醇等溶剂。一般常将药材用乙醇或丙酮提取,经浓缩后,依次用极性由小到大的石油醚、乙醚、乙酸乙酯等,结合大孔吸附树脂法提取,得到不同极性的成分。

(二)碱溶酸沉法

木脂素结构具有内酯的性质,可用碱溶酸沉法,但是用本法提取时条件要温和。应注意避免产生异构化而使木脂素类化合物失去生物活性。

(三)色谱法

一般多用色谱法分离,常用吸附剂硅胶和中性氧化铝分离。洗脱剂选择应根据被分离物质的极性,选用石油醚-乙醚、氯仿-甲醇等溶剂洗脱。

四、木脂素的检识

(一)理化检识

木脂素没有特征性的理化检识方法,常用的检识方法主要是针对木脂素结构中的功能基检识。

1. 如结构中含有酚羟基,可用三氯化铁反应鉴别。
2. 木脂素结构中常含有亚甲二氧基,可用 Labat 反应(没食子酸、浓硫酸)检识,溶液呈蓝绿色;也可以用 Ecgrine 反应(变色酸、浓硫酸)检识,溶液呈蓝紫色。

(二)色谱检识

木脂素一般极性比较小,常用硅胶薄层色谱,展开剂通常有苯、氯仿、氯仿-甲醇(9∶1)、乙酸乙酯-甲醇(95∶5)等系统。

常用的显色剂有 1%茴香醛浓硫酸试剂,110℃加热 5 分钟;10%硫酸乙醇溶液,110℃加热 5 分钟;三氯化锑试剂,110℃加热 10 分钟,在紫外光下观察。

 目标检测

一、单项选择题

1. 鉴别香豆素首选的显色反应为
   A. 三氯化铁反应　　　　　　B. Gibb's 反应　　　　　　C. Emerson 反应
   D. 异羟酸肟铁反应　　　　　E. 三氯化铝反应
2. 游离香豆素可溶于热的氢氧化钠水溶液,是由于其结构中存在
   A. 甲氧基　　　　　　　　　B. 亚甲二氧基　　　　　　C. 内酯环
   D. 酚羟基对位的活泼氢　　　E. 酮基
3. 香豆素的基本母核为
   A. 苯骈 α-吡喃酮　　　　　　B. 对羟基桂皮酸　　　　　C. 反式邻羟基桂皮酸
   D. 顺式邻羟基桂皮酸　　　　E. 苯骈 γ-吡喃酮
4. 下列香豆素在紫外光下荧光最显著的是
   A. 6-羟基香豆素　　　　　　B. 8-羟基香豆素　　　　　C. 7-羟基香豆素
   D. 6-羟基-7-甲氧基香豆素　　E. 呋喃香豆素
5. Labat 反应的作用基团是
   A. 亚甲二氧基　　　　　　　B. 内酯环　　　　　　　　C. 芳环
   D. 酚羟基　　　　　　　　　E. 酚羟基对位的活泼氢
6. 下列化合物属于香豆素的是
   A. 七叶内酯　B. 连翘苷　C. 厚朴酚　D. 五味子素　E. 牛蒡子苷
7. Gibb's 反应的试剂为
   A. 没食子酸硫酸试剂　　　　　　　　B. 2,6-二氯(溴)苯醌氯亚胺
   C. 4-氨基安替比林-铁氰化钾　　　　　D. 三氯化铁-铁氰化钾
   E. 醋酐-浓硫酸
8. 7-羟基香豆素在紫外灯下的荧光颜色为
   A. 红色　　B. 黄色　　C. 蓝色　　D. 绿色　　E. 褐色
9. 香豆素与浓度高的碱长时间加热生成的产物是
   A. 脱水化合物　　　　　　　B. 顺式邻羟基桂皮酸　　　C. 反式邻羟基桂皮酸
   D. 脱羧基产物　　　　　　　E. 醌式结构

10. 有挥发性的香豆素的结构特点是
   A. 游离简单香豆素　　　B. 游离呋喃香豆素　　　C. 游离吡喃香豆素
   D. 香豆素的盐类　　　　E. 香豆素的苷类

二、鉴别题

1. 用化学方法鉴别下列结构：

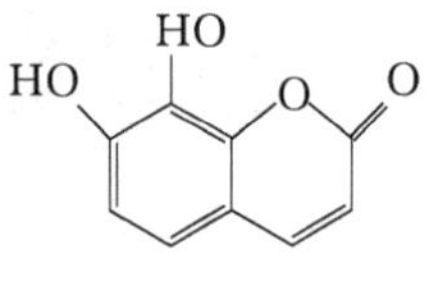

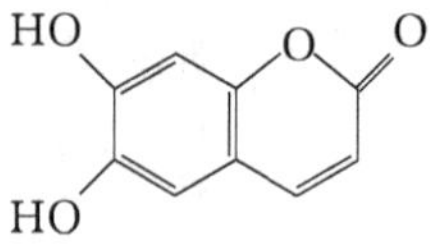

2. 用化学方法鉴别下列结构：

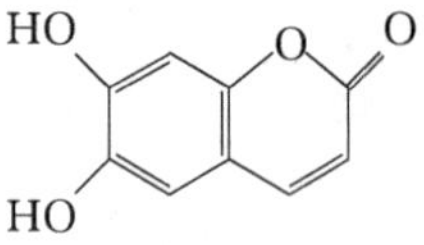

三、问答题

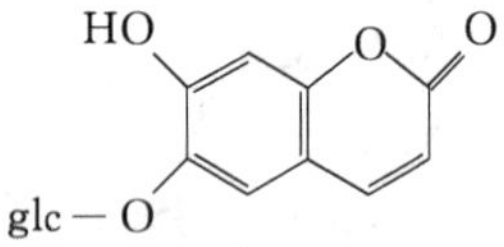

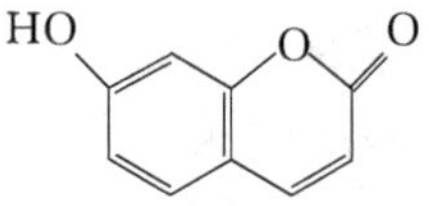

简述碱溶酸沉法提取分离香豆素类成分的基本原理，并说明提取分离时应注意的问题。

第四章 醌类化合物

学习目标

【掌握】蒽醌类化合物的理化性质。
【熟悉】苯醌、萘醌、菲醌、蒽醌典型化合物及生物活性。
【了解】醌类化合物的提取、分离和检识。

醌类化合物是指分子中具有醌式结构的一类天然有机化合物。醌类在植物中的分布非常广泛,比如蓼科的大黄、何首乌、虎杖,茜草科的茜草,豆科的决明子、番泻叶,鼠李科的鼠李,百合科的芦荟,唇形科的丹参,紫草科的紫草等。醌类在一些低等植物中也有存在,如地衣类和菌类的代谢产物中也有存在。

醌类化合物的生物活性是多方面的。例如番泻叶中的番泻苷类化合物具有致泻作用;大黄中游离的羟基蒽醌类化合物具有抗菌作用;茜草中的茜草素类成分具有止血作用;丹参中的丹参醌类成分具有扩张冠状动脉的作用,可用于治疗冠心病、心肌梗死等;此外,醌类化合物还具有一定的驱虫、解痉、利尿、利胆、镇咳、平喘等作用。

第一节 醌类化合物的结构与分类

醌类化合物从结构上分主要有苯醌、萘醌、菲醌、蒽醌四类。

一、苯醌

对苯醌   邻苯醌

邻苯醌不稳定,对苯醌稳定,比较多见,天然药物中多为对苯醌的衍生物,且醌核上多有—OH、—CH_3、—OCH_3 等基团取代。

例如:用于辅助治疗心脏病、高血压及癌症的辅酶 Q_{10}($n=10$)。

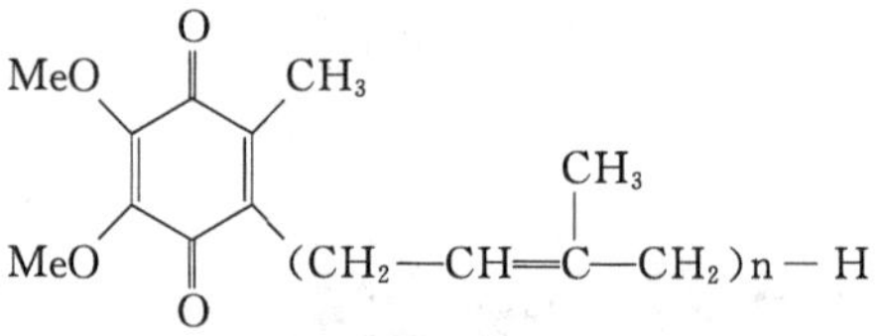

辅酶 Q$_{10}$ (n=10)

二、萘醌

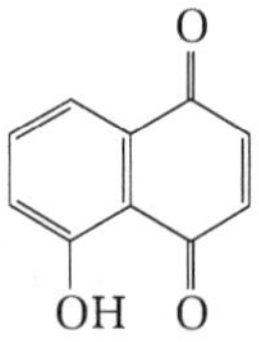

α-(1,4)萘醌 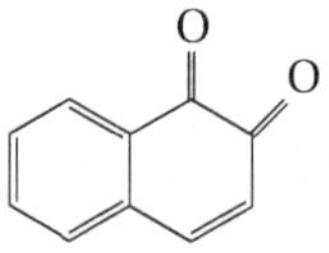   β-(1,2)萘醌 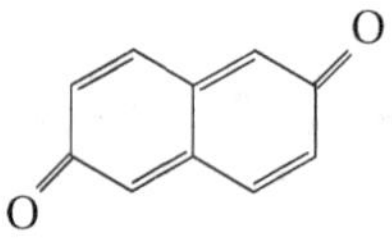   amphi-(2,6)萘醌

例如：具有 α-(1,4)萘醌的胡桃醌具有抗菌、抗癌及中枢神经镇静作用；从中药紫草及软紫草中分得的一系列紫草素及异紫草素衍生物，具有止血、抗炎、抗菌、抗病毒及抗癌作用，与其清热凉血的药性相符，可认为这些萘醌化合物为紫草的有效成分。

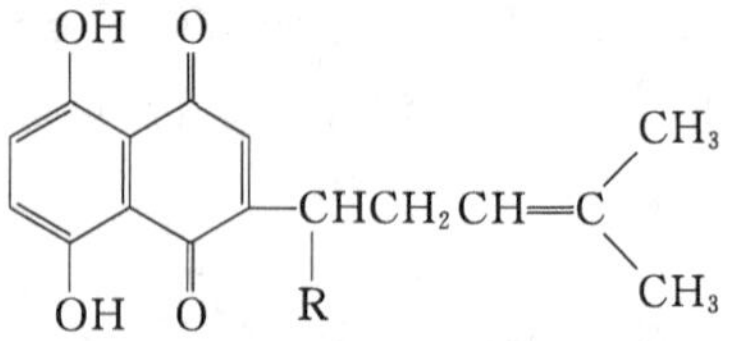

紫草素 R=OH

三、菲醌

天然菲醌衍生物有邻菲醌与对菲醌两种类型：

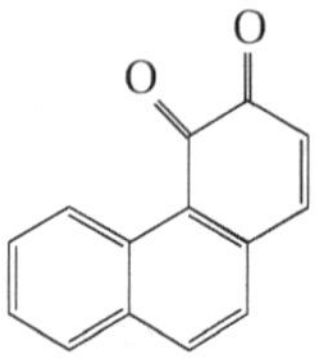

邻菲醌（Ⅰ） 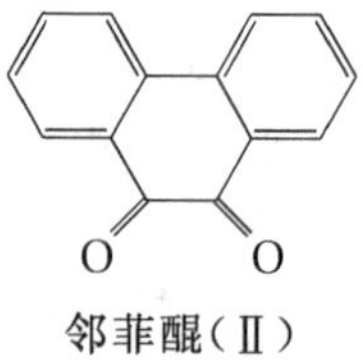   邻菲醌（Ⅱ） 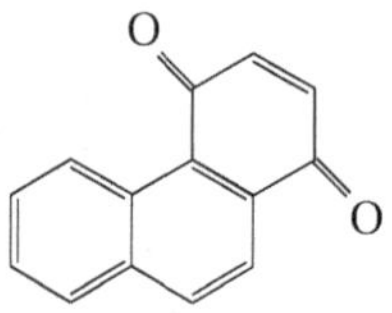   对菲醌

含菲醌类的植物有唇形科、兰科、豆科等。如从中药丹参根中可提取得到多种菲醌类成分，均属于邻菲醌与对菲醌类，丹参醌类成分具有抗菌及扩张冠状动脉的作用，由丹参醌ⅡA制得的丹参醌ⅡA磺酸钠注射液可治疗冠心病、心肌梗死。

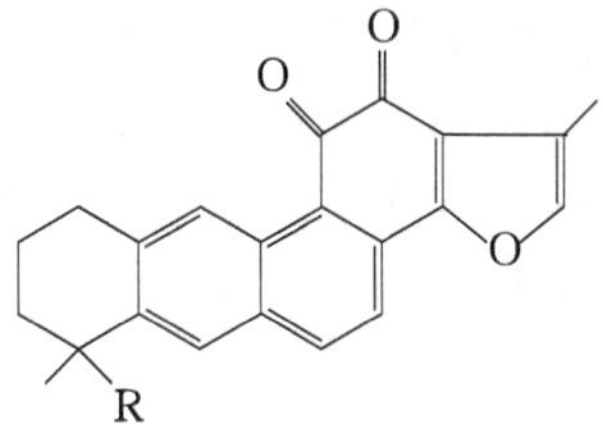

丹参醌ⅡA R₁=CH₃

丹参醌ⅡB R₁=CH₂OH

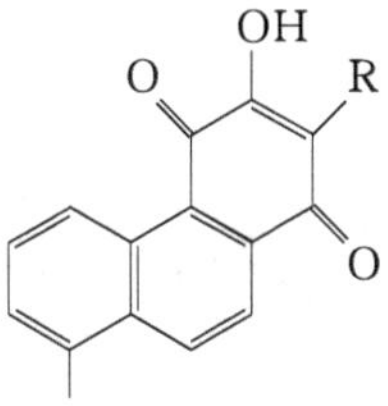

丹参新醌甲 R=—CH(CH₃)CH₂OH

丹参新醌乙 R=—CH(CH₃)₂

丹参新醌丙 R=—CH₃

四、蒽醌

蒽醌类是醌类化合物中最重要的一类化合物,在植物中存在的蒽醌类成分多为蒽醌的羟基、羧甲基、甲氧基和羧基衍生物,以游离或结合成苷的形式存在。按母核的结构不同可分为单蒽核及双蒽核类。

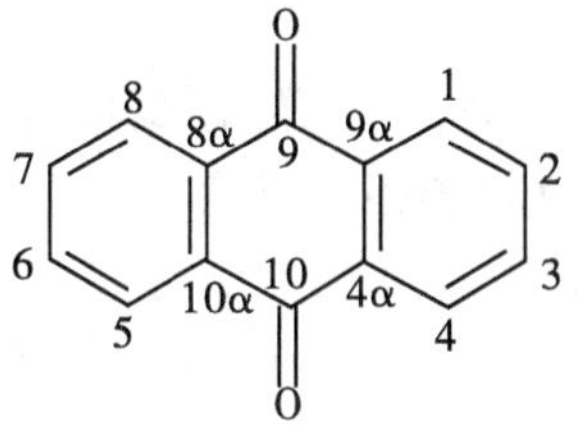

1、4、5、8-α位

2、3、6、7-β位

9、10-meso位,又称中位

(一)单蒽核类

1. 蒽醌及其苷类

天然蒽醌以 9,10-蒽醌最为常见,其 C-9、C-10 为最高氧化状态,较为稳定。根据羟基在蒽醌母核的分布,可将羟基蒽醌分为两类:大黄素型和茜草素型。

(1)大黄素型　羟基分布在两侧苯环,多数化合物呈黄色。许多中药如大黄、虎杖等有致泻作用的活性成分就属于此类化合物。羟基蒽醌类衍生物多与葡萄糖、鼠李糖结合成苷存在。

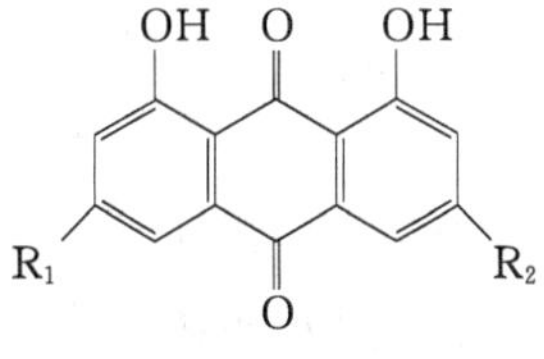

大黄酚	R₁=CH₃	R₂=H
大黄素	R₁=CH₃	R₂=OH
大黄酸	R₁=H	R₂=COOH
大黄素甲醚	R₁=OCH₃	R₂=CH₃
芦荟大黄素	R₁=CH₂OH	R₂=CH₃

(2) 茜草素型 羟基分布于一侧苯环上,颜色较深,多呈橙黄色至橙红色。该种类数量较少,最重要的中药是茜草。茜草根能止血、活血,主治咳嗽、痰中带痰以及风湿性关节炎。从茜草根分离得到茜草素及其冬绿糖苷——茜草苷、羟基茜草素、伪羟基茜草素等多种蒽衍生物,其中茜草素是重要的天然染料之一,在低年生茜草根中多以苷的形式存在,而在多年生的茜草根中主要以游离苷元的形式存在。

茜草素	R₁＝OH	R₂＝H	R₃＝H
羟基茜草素	R₁＝OH	R₂＝H	R₃＝OH
伪羟基茜草素	R₁＝OH	R₂＝COOH	R₃＝OH

茜草素 　　R$_1$＝OH 　　R$_2$＝H 　　R$_3$＝H
羟基茜草素 　R$_1$＝OH 　　R$_2$＝H 　　R$_3$＝OH
伪羟基茜草素 R$_1$＝OH 　　R$_2$＝COOH 　R$_3$＝OH

2. 氧化蒽酚衍生物

蒽醌在碱性溶液中可被锌粉还原生成氧化蒽酚及其互变异构体蒽二酚。

蒽醌　　　　蒽酮　　　　蒽酚
　　　　互变异构体

蒽醌在酸性条件下被还原,生成蒽酚及其互变异构体蒽酮;蒽酚、蒽酮性质不稳定,氧化蒽酚易被氧化为蒽酮(或蒽酚),蒽二酚易被氧化为蒽醌,故较少存在于植物体中,只存在于新鲜植物中(慢慢被氧化成蒽醌类成分);蒽酚类衍生物可以游离苷元与结合成苷两种形式存在。当蒽酚 meso-位上的羟基与糖结合成苷后,其性质比较稳定,只有在水解去糖后才易于氧化。

知识拓展

为什么新采收的大黄贮存 3 年后才能入药?

大黄药材中含有的 5 种主要的羟基蒽醌类成分,其相应的还原产物蒽酚、蒽酮常与蒽醌同时可能存在于新鲜的大黄根茎中,且能相互转化。还原性蒽酚、蒽酮对黏膜有一定的刺激性,可引起呕吐。对药用大黄根中各种蒽醌衍生物追踪的研究证明,贮存 3 年以上的大黄,就不再检出这些蒽酚类成分了。

(二) 双蒽核类

二蒽酮衍生物可看作是两分子的蒽酮脱去一分子氢后相互结合而成,又分为中位连接(C_{10}—$C_{10'}$)和 α 位(C_1—$C_{1'}$ 或 C_4—$C_{4'}$)连接。最重要的二蒽酮类化合物是从番泻叶中得到的番泻苷 A、番泻苷 B、番泻苷 C、相番泻苷 D。

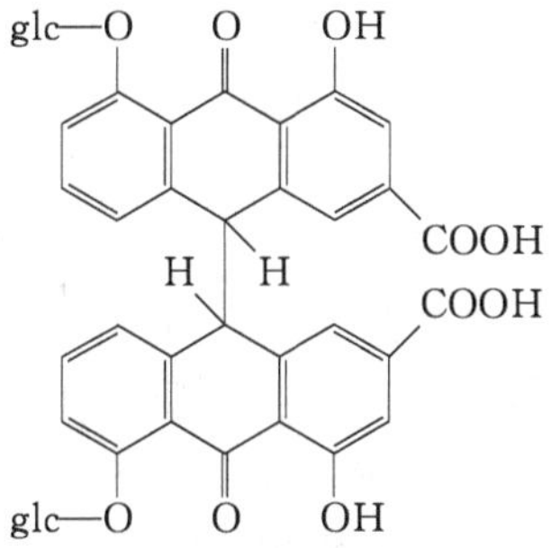

番泻叶苷 A(反式)
番泻叶苷 B(顺式)

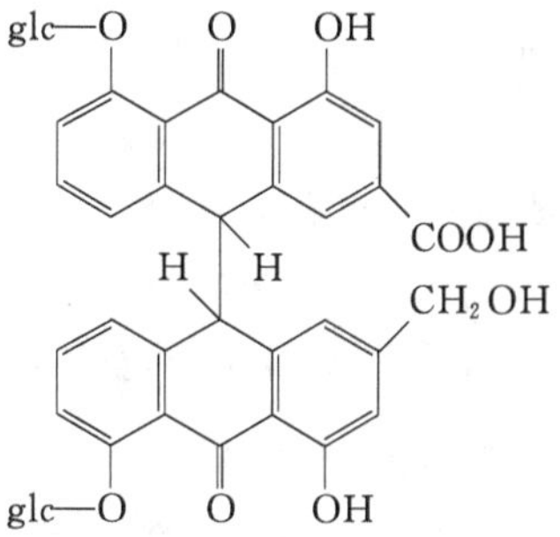

番泻叶苷 C(反式)
番泻叶苷 D(顺式)

这类物质多为黄色结晶,多以苷的形式存在,若催化加氢还原则生成二分子蒽酮,用三氯化铁氧化则生成二分子蒽醌。

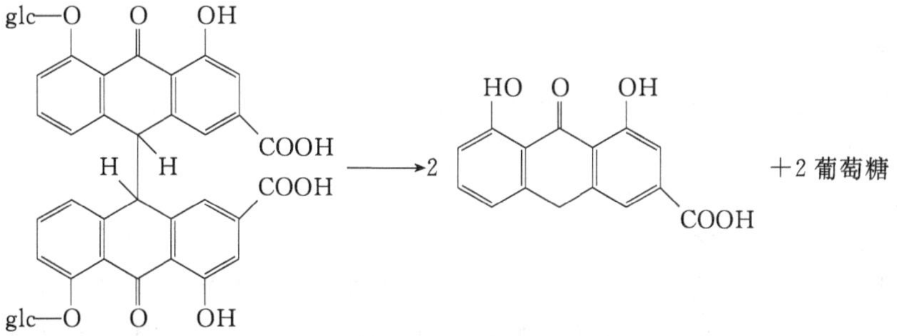

第二节 醌类化合物的理化性质

一、性状

(一)颜色

天然醌类化合物多为有色晶体,无酚羟基醌,则近乎无色;当母核引入—OH、—OCH_3 等助色团越多,则颜色越深,有黄、橙、棕红色以至紫红色等。

(二)存在形式

苯醌和萘醌多以游离态存在,蒽醌一般结合成苷存在于植物体中,因极性较大难以得到结晶。

二、升华性

游离的醌类化合物一般具有升华性,可用升华法提取;小分子的苯醌类及萘醌类还具有挥发性,能随水蒸气蒸馏,可用水蒸气蒸馏法提取。

三、溶解性

(一)游离蒽醌类(蒽醌苷元)

其极性较小,通常可(易)溶于苯、乙醚、氯仿,在碱性有机溶剂如吡啶、N-二甲基甲酰胺中溶解度也较大,可溶于丙酮、甲醇及乙醇,不溶或难溶于水。

(二)结合蒽醌类(蒽醌苷)

其极性较大,易溶于甲醇、乙醇、碱水,在热水中更易溶解,但在冷水中溶解度较小,几乎不溶于乙醚、苯、氯仿等溶剂。

此外,蒽醌的碳苷在水中的溶解度很小,难溶于亲脂性有机溶剂,而易溶于吡啶中。

四、酸碱性

(一)酸性

1. 酸性来源

醌类化合物多具有酚羟基或羧基,显酸性。

2. 影响酸性强弱的因素

酸性基团的种类、数目及连接位置。

3. 醌类化合物的酸性规律

(1)含有羧基的蒽醌类化合物酸性强于酚羟基,酸性极强,可溶于 $NaHCO_3$ 溶液中。

(2)羟基位于苯醌或萘醌的醌核上则属插烯酸结构,酸性与带羧基的蒽醌类衍生物类似。

(3)由于 α-羟基蒽醌中的—OH 与 C=O 形成分子内氢键,故酸性弱于 β-羟基蒽醌衍生物;β-羟基蒽醌可溶解于 Na_2CO_3 水溶液中,α-羟基酸性很弱,只能溶解于强碱 NaOH 溶液中。

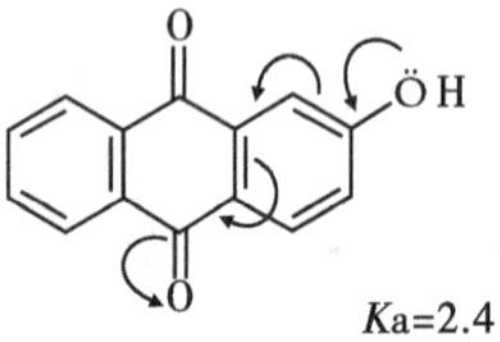

β-OH蒽醌　$Ka=2.4\times10^{-8}$

α-OH蒽醌　$Ka=3.2\times10^{-12}$

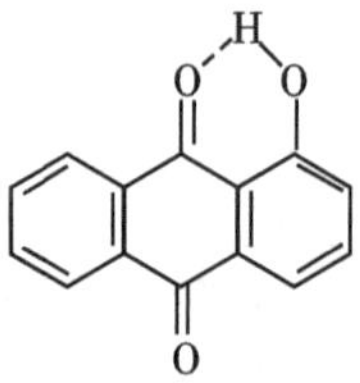

(4)羟基数目越多,酸性越强。

蒽醌酸性的规律及在碱水中的溶解性能如下:

含—COOH >多个 β-OH> 1个 β-OH >多个 α-OH>1个 α-OH

5%$NaHCO_3$(+)< 5%Na_2CO_3(+) < 1%NaOH(+) < 5%NaOH(+)

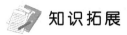

知识拓展

试比较下列化合物酸性大小

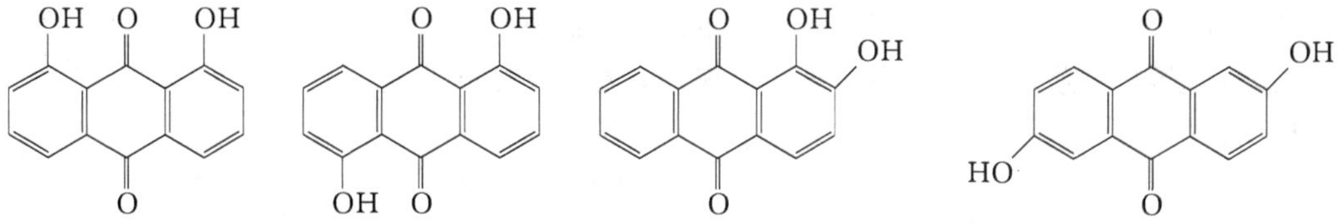

(结构式 A、B、C、D)

(二)碱性

醌类化合物结构中,未有羟基时,醌核上的羰基碱氧原子,能接受质子表现微弱的碱性,能溶于浓硫酸生成红色烊盐。利用此性质,可用于鉴别醌类化合物。

五、颜色反应

(一)Feigl反应(菲格尔反应)

Feigl反应是醌类化合物通用的反应。醌类衍生物在碱性条件下加热,与醛类、邻二硝基苯反应,生成紫色化合物。

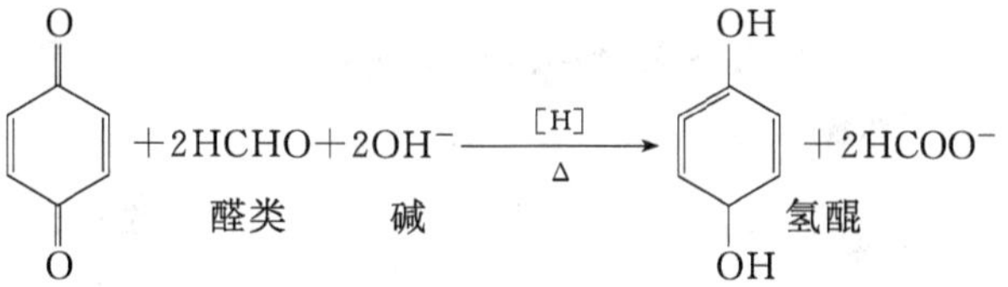

(反应式:对苯醌 + 2HCHO + 2OH⁻ —[H]/Δ→ 氢醌 + 2HCOO⁻)
氧化剂　还原剂　催化剂

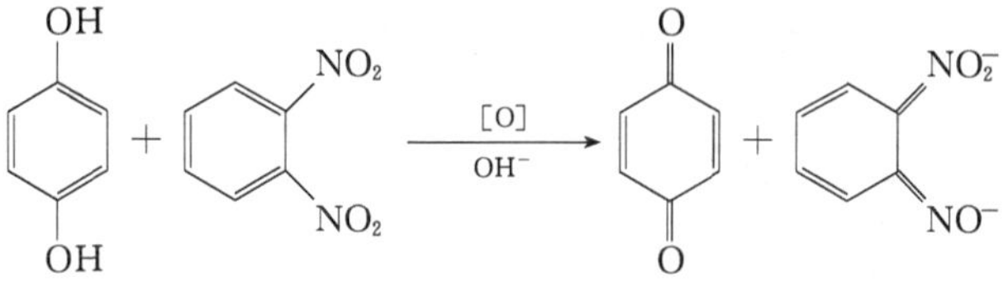

(反应式:氢醌 + 邻二硝基苯 —[O]/OH⁻→ 对苯醌 + 紫色产物)
(起氧化作用)

从上述反应中可知,在反应中醌类仅起传递电子的媒介作用,醌类成分含量越高,反应速度也越快。

25% Na_2CO_3
4% HCHO　　样品液1滴(水或苯液) /Δ1′~4′ → 紫色
5% 邻二硝基苯

(二)无色亚甲蓝显色试验

无色亚甲蓝乙醇溶液(1mg/mL)专用于检出苯醌及萘醌。样品在白色背景下呈现出蓝色斑点，可与蒽醌类区别。用于 PPC、TLC 喷雾剂，是检出苯醌、萘醌类的专用显色剂。试样在白色背景下显蓝色斑点。可借此与蒽醌类化合物相区别。

(三)Borntrӓger 反应 (碱液反应)

此反应是羟基蒽醌类专属性反应。在碱性溶液中，羟基醌类颜色改变并加深，多显红色至紫红色。蒽酚、蒽酮、二蒽酮类化合物需氧化形成羟基蒽醌后才能呈色。

反应机制：

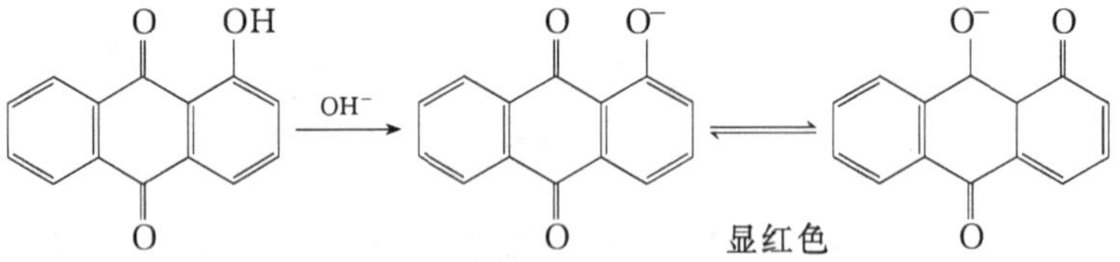

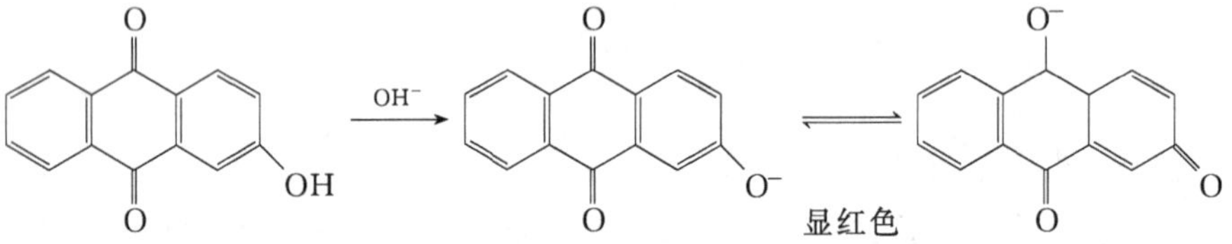

知识拓展

检查天然药物中的蒽醌类成分

药材粗粉 0.1g

↓ 10%硫酸 5mL，加热 5～10 分钟，过滤，浓缩

浓缩液

↓ 放冷　加乙醚 2mL

水层　乙醚层

↓ 5%NaOH，2mL

乙醚层　NaOH 层

黄 → 无色　红色

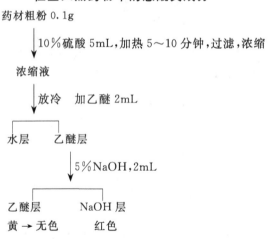

(四)Kesting-Craven 反应

苯醌及萘醌类化合物醌核无取代的反应。当苯醌及萘醌类化合物的醌环上有未被取代的位置时，在碱性条件下与含活性次甲基试剂，如乙酰乙酸酯、丙二酸酯的醇溶液反应，呈蓝绿色或蓝紫色，可用于区别蒽醌。

(五)与金属离子的反应

蒽醌类化合物如具有 α-酚羟基或邻二酚羟基，则可与 Pb^{2+}、Mg^{2+} 等金属离子形成络合物。与 Pb^{2+} 形成的络合物在一定 pH 条件下能沉淀析出，与 Mg^{2+} 形成的络合物具有一定的颜色,可用于鉴别。

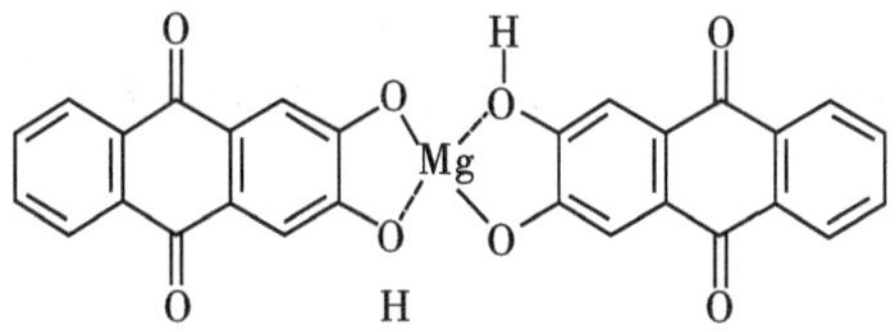

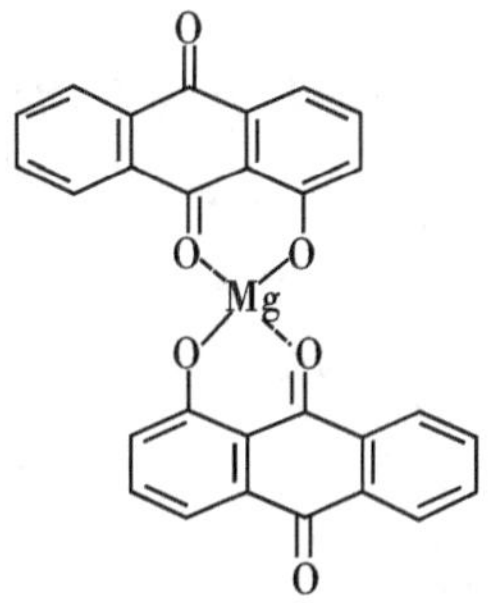

不同结构蒽醌类化合物与醋酸镁形成的络合物,具有不同的颜色,可用于羟基位置的确定。如果母核上只有一个 α—OH 或一个 β—OH,或两个—OH 不在同环上,则显橙黄至橙色;如已有一个 α—OH,并另有一个—OH 在邻位,则呈蓝色至蓝紫色,若在间位则显橙红至红色,在对位则显紫红至紫色。

(六)对亚硝基二甲苯胺反应

9 位或 10 位未取代的羟基蒽酮类化合物,尤其是 1,8 -二羟基衍生物,其羰基对位的亚甲基很活泼,可与 0.1% 对亚硝基二甲苯胺吡啶溶液反应缩合而产生各种颜色。

第三节 醌类化合物的提取和分离

一、提取方法

(一)有机溶剂提取法

一般选用甲醇或乙醇为溶剂,可同时将游离态和成苷的蒽醌类化合物从药材中提取出来,浓缩后再依次用有机溶剂提取。如游离蒽醌类极性比较小,可以用极性小的有机溶剂(高浓度乙醇、乙醚、氯仿等)提取;蒽醌苷类极性比较大,可以用极性大的有机溶剂(低浓度乙醇、乙酸乙酯、正丁醇等)提取。

对于多羟基蒽醌或具有羧基的蒽醌(如大黄酸),在植物体内多以盐的形式存在,为方便被有机溶剂溶出,提取前应先酸化使之游离。

(二)碱溶酸沉法

由于蒽醌类结构中多有酚羟基取代,显酸性,可利用游离蒽醌类化合物在碱水中溶解加酸后析出的方法提取。

(三)水蒸气蒸馏法

本法适用于提取小分子的苯醌和萘醌类化合物。

(四)其他方法

游离蒽醌类具有升华的性质,故可用升华法提取。超临界流体萃取法和超声波提取法也可以用于醌类化合物的提取。

二、分离方法

(一) 蒽醌苷类和游离蒽醌的分离

利用苷和苷元极性的不同,将提取液浓缩后,用极性小的有机溶剂如氯仿、乙醚等萃取,可以得到极性小的苷元类成分。

(二) 游离蒽醌的分离

可选用分步结晶法、梯度 pH 萃取法或层析法进行。

1. 梯度 pH 萃取法

梯度 pH 萃取法是分离游离蒽醌的经典方法,工艺如下:

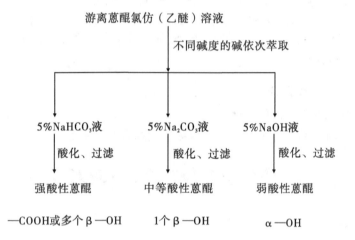

2. 色谱法

常用的吸附剂有硅胶、磷酸氢钙、聚酰胺,一般不用氧化铝,以免发生不可逆的化学吸附。通常酸性强的蒽衍生物被吸附性能也强,蒽醌类比蒽酚类易被吸附。

(三) 蒽醌苷类的分离

蒽醌苷类水溶性较强,需要结合吸附及分配柱色谱进行分离,常用的载体有聚酰胺、硅胶及葡聚糖凝胶。在柱色谱法分离前需要除去大部分杂质,常用铅盐法或溶剂法。

第四节 醌类化合物检识

一、化学检识

醌类化合物可利用颜色反应进行鉴别。羟基蒽醌类可利用 Bornträger 反应显红色的性质初步检识;苯醌和萘醌可以用无色亚甲蓝和 Kesting-Craven 反应鉴别,以区别蒽醌类化合物。也可以根据游离蒽醌类具有升华的性质鉴别。

知识拓展

如何鉴别牛黄解毒片中游离蒽醌类成分？

利用游离蒽醌类具有升华性质和与碱液反应显红色的性质鉴别。取牛黄解毒片 5 片，除去包衣后，置研钵中研细，放在蒸发皿中，盖上表面皿。用酒精灯加热，待表面皿上有水雾时，停止加热。在表面皿中滴加几滴新配制的氢氧化钠溶液。观察可见溶液显红色，说明有游离蒽醌存在。

二、色谱检识

（一）薄层色谱

薄层色谱多采用硅胶、聚酰胺，展开剂常采用混合溶剂如苯、苯-甲醇（9∶1）、庚烷-苯-氯仿（1∶1∶1）等，对蒽醌苷类可采用极性较大的溶剂系统。

蒽醌类及其苷在可见光下多显黄色，在紫外光下显黄棕、红、橙色等荧光，若用氨熏或碱水喷后，颜色加深或变色。也可以用 0.5％醋酸镁甲醇溶液，喷后 90℃加热 5 分钟，观察颜色。

（二）纸色谱

羟基蒽醌类的纸色谱一般在中性溶剂系统中进行，可用水、乙醇、甲醇等与石油醚、苯混合使达饱和，分层后取极性小的有机溶剂层进行展开。显色剂一般用 0.5％醋酸镁甲醇溶液，根据羟基位置和数目不同可显示不同颜色。

蒽醌苷类具有较强的亲水性，采用含水量较大的溶剂系统，如苯-丙酮-水（4∶1∶2）、氯仿-甲醇-水（2∶1∶1下层）等。

 目标检测

一、单项选择题

1. 从下列总蒽醌的乙醚溶液中，用冷的 5％ Na_2CO_3 水溶液萃取，碱水层的成分是

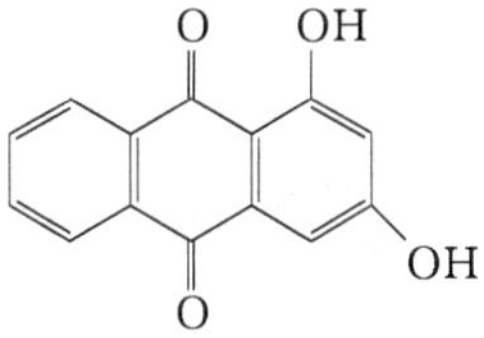

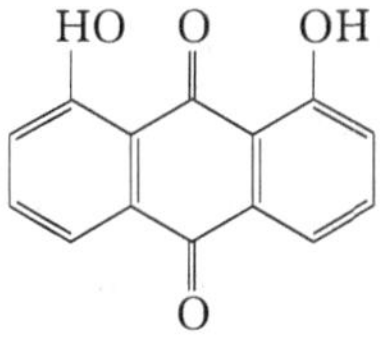

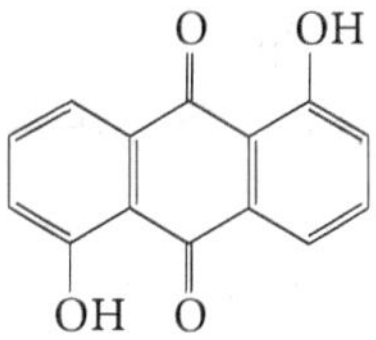

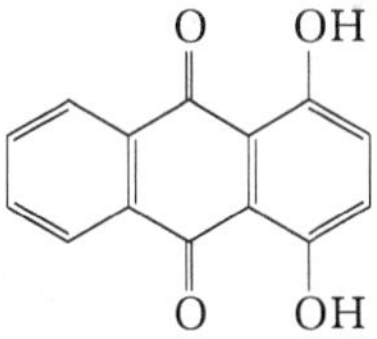

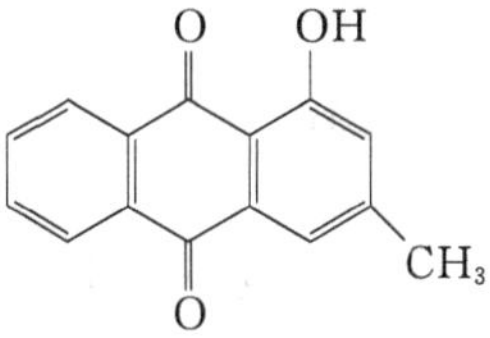

2. 下列游离蒽醌衍生物中酸性最弱的是

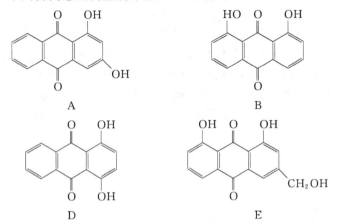

3. 中药丹参中治疗冠心病的醌类成分属于
   A. 苯醌类　　　　　　B. 萘醌类　　　　　　C. 菲醌类
   D. 蒽醌类　　　　　　E. 二蒽醌类

4. 中草药水煎液有显著泻下作用,可能含有
   A. 香豆素　　　　　　B. 蒽醌苷　　　　　　C. 黄酮苷
   D. 皂苷　　　　　　　E. 强心苷

5. 中药紫草中醌类成分属于
   A. 苯醌类　　　　　　B. 萘醌类　　　　　　C. 菲醌类
   D. 蒽醌类　　　　　　E. 二蒽醌类

6. 大黄素型蒽醌母核上的羟基分布情况是
   A. 一个苯环的β位　　　B. 苯环的β位　　　　　C. 在两个苯环的α或β位
   D. 一个苯环的α或β位　 E. 在醌环上

7. 番泻苷A属于
   A. 大黄素型蒽醌衍生物　B. 茜草素型蒽醌衍生物　C. 二蒽酮衍生物
   D. 二蒽醌衍生物　　　　E. 蒽酮衍生物

8. 下列化合物泻下作用最强的是
   A. 大黄素　　　　　　B. 大黄素葡萄糖苷　　　C. 番泻苷A
   D. 大黄素龙胆双糖苷　　E. 大黄酸葡萄糖苷

9. 下列蒽醌有升华性的是
   A. 大黄酚葡萄糖苷　　　B. 大黄酚　　　　　　C. 番泻苷A
   D. 大黄素龙胆双糖苷　　E. 芦荟苷

10. 下列化合物酸性最强的是
    A. 2,7-二羟基蒽醌　　B. 1,8-二羟基蒽醌　　C. 1,2-二羟基蒽醌
    D. 1,6-二羟基蒽醌　　E. 1,4-二羟基蒽醌

11. 专用于鉴别苯醌和萘醌的反应是
    A. 菲格尔反应　　　　B. 无色亚甲蓝试验　　　C. 活性次甲基反应
    D. 醋酸镁反应　　　　E. 对亚硝基二甲基苯胺反应

12. 生成红色化合物的是
    A. 羟基蒽酮类　　　　　　B. 蒽酮类　　　　　　　　C. 羟基蒽醌类
    D. 二蒽酮类　　　　　　　E. 羟基蒽酚类
13. 番泻苷 A 中 2 个蒽酮母核的连接位置为
    A. C_1—C_1　　　　　　B. C_4—C_4　　　　　　C. C_6—C_6
    D. C_7—C_7　　　　　　E. C_{10}—C_{10}

二、设计提取分离流程

某中药中含有下列成分,试提取并分离出其中的蒽醌类成分。

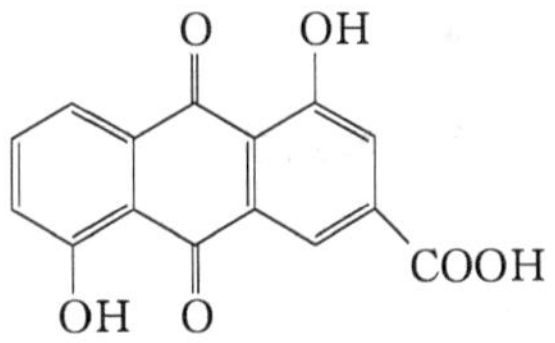

(1) 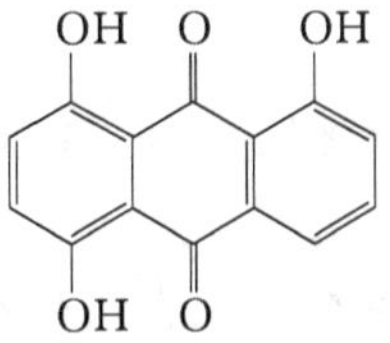　　　　　　　　(2) 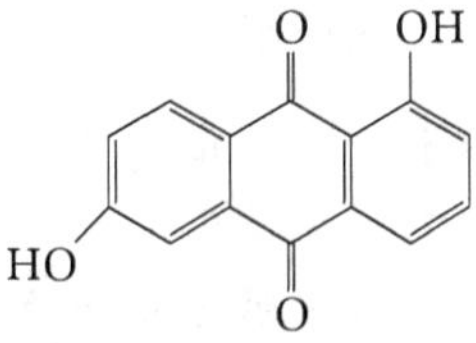　　　　　　　　(3)

第五章　黄酮类化合物

学习目标

【掌握】黄酮类化合物的基本结构、类型、理化性质、提取分离方法的基本原理。
【熟悉】黄酮类化合物的性状。
【了解】黄酮类化合物的定义，了解黄酮类化合物的结构鉴定方法。

黄酮类化合物(flavonoids)广泛存在于自然界中，数量众多。因大部分化合物呈黄色，且具有酮式羰基而得名。

多数黄酮类化合物分布于双子叶植物及裸子植物中，如芸香科、豆科、伞形科、唇形科、银杏科、菊科等。在植物体内，主要以与糖结合成苷的形式存在，部分以游离形式存在。黄酮类化合物生物活性多样，如黄芩苷制剂用于抗菌消炎，芸香苷具有调节血管渗透性的类似维生素 P 样作用等。

第一节　黄酮类化合物的结构类型

黄酮类化合物主要指以 2-苯基色原酮为基本母核的一类化合物，现泛指两个苯环(A、B 环)通过三碳链相互连接而成的一系列化合物，他们大多具有 6C—3C—6C 的基本骨架。在 A、B 环上，常连接有羟基、甲氧基、异戊烯基等取代基。

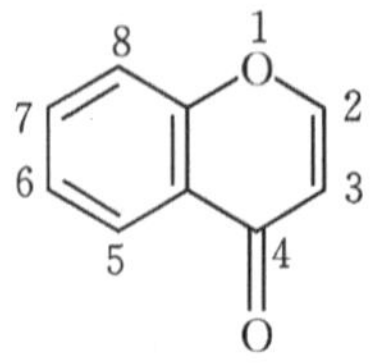

　　　色原酮 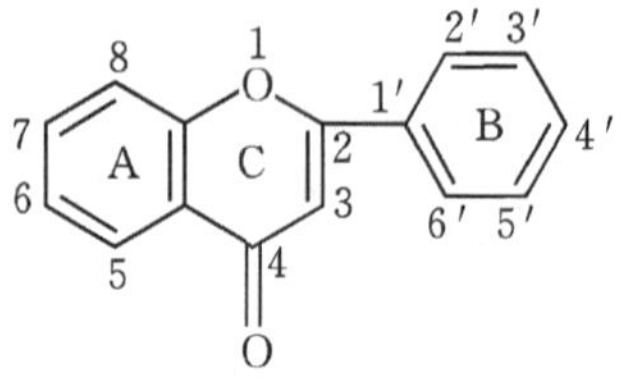　　　　　2-苯基色原酮 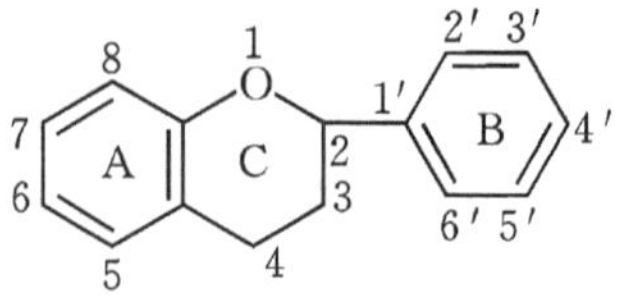　　　　　6C—3C—6C

一、黄酮苷元的结构分类

可以根据黄酮类化合物母核中三碳链是否成环、三碳链的氧化程度以及 B 环的连接位置的不同进行分类，常见的结构类型见表 5-1。

双黄酮类化合物还常以二聚体的形式存在。如从银杏叶中分离出的银杏素、异银杏素等，即为两分子黄酮衍生物通过 C_3'—C_8 键相结合而成的双黄酮衍生物。

此外，常见的黄酮类化合物结构类型还有二氢查尔酮类、橙酮类、双苯吡酮类(也可称为酮类)等。

第五章 黄酮类化合物

表 5-1 黄酮类化合物的常见结构类型

结构类型	代表化合物	来源与用途
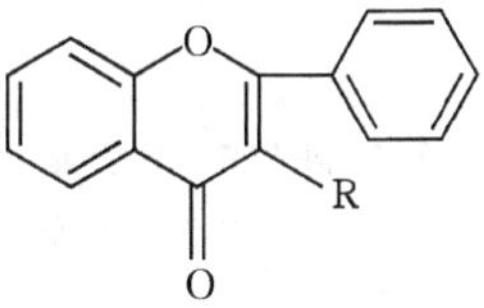 R=H 黄酮类（flavones） R=OH 黄酮醇类（flavonols）	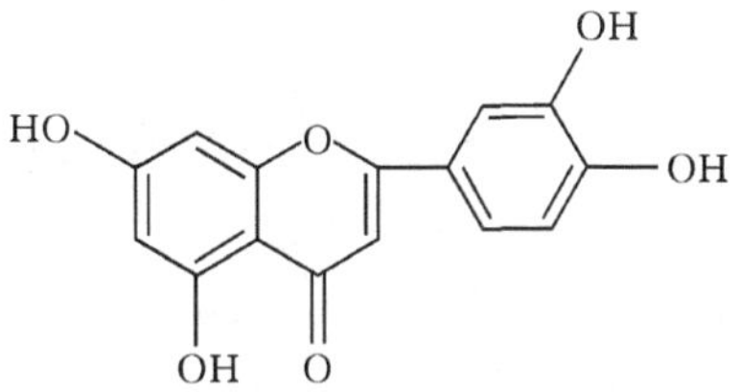 木樨草素（luteolin）	豆科植物落花生果实的外壳，具有抗菌、抗炎、降压、解痉作用
	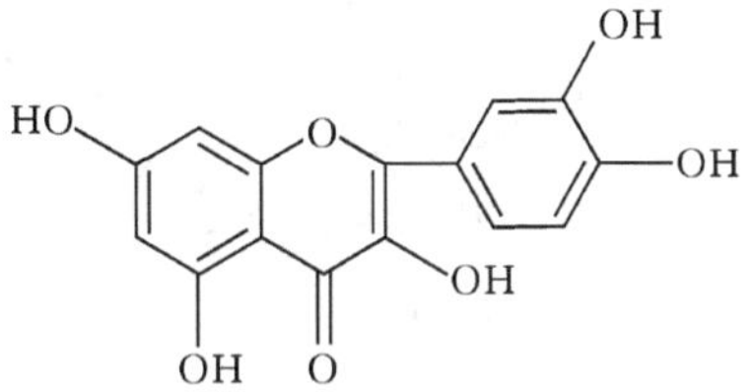 槲皮素（quercetin）	金丝桃科红旱莲的全草，具有祛痰、止咳、降压、增加冠脉血流量的作用
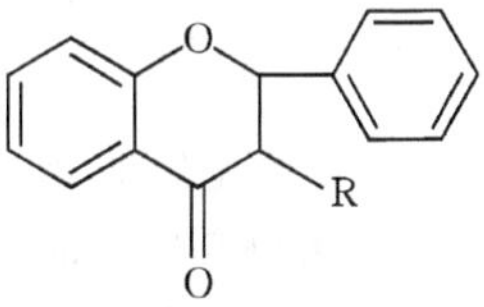 R=H 二氢黄酮类（flavanones） R=OH 二氢黄酮醇类（flavanonols）	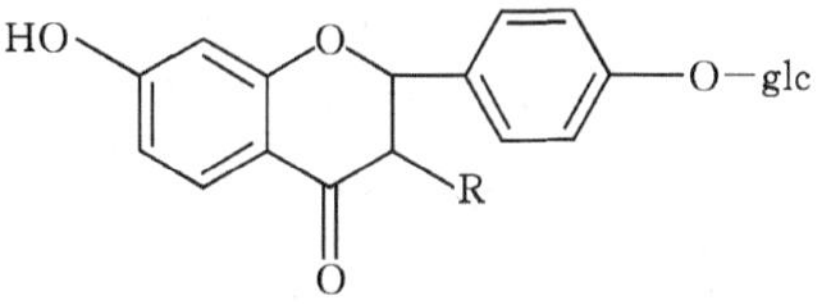 甘草苷（hesperidin）	豆科植物甘草的干燥根及根茎，具有抗消化系统溃疡的作用
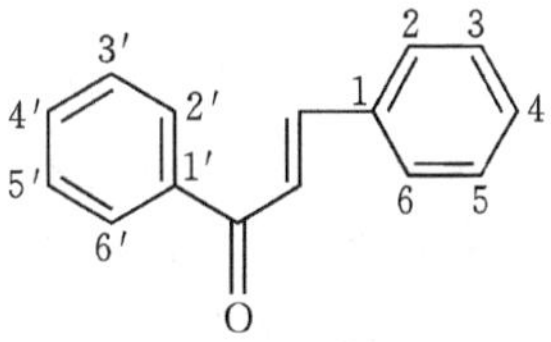 查耳酮类（chalcones）	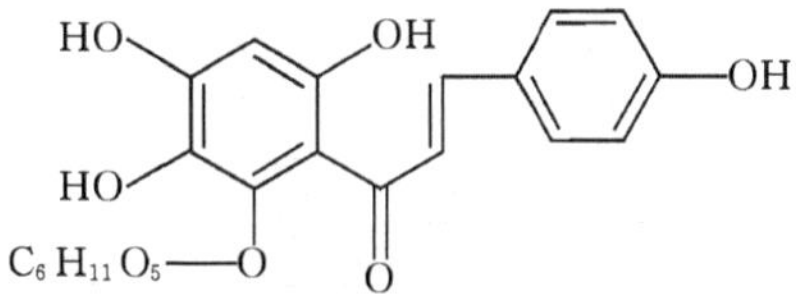 红花苷（carthamin）	菊科植物红花的干燥花冠，具有活血通经、散瘀止痛的作用
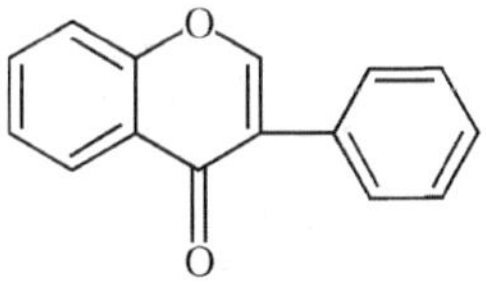 异黄酮类（isoflavones）	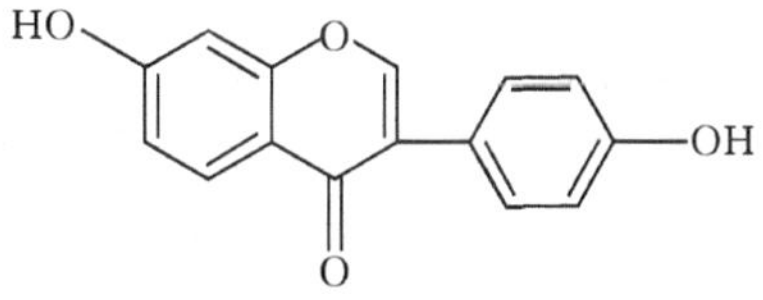 大豆素（daidzein）	豆科植物野葛或干葛藤的干燥根，具有增加冠脉血流量、降低心肌耗氧量的作用
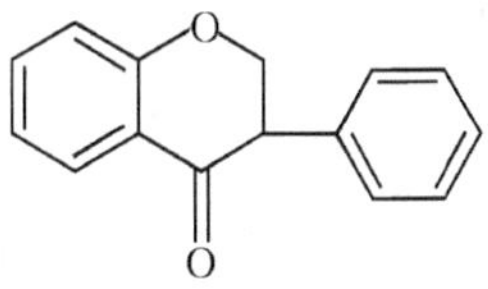 二氢异黄酮类（isoflavanones）	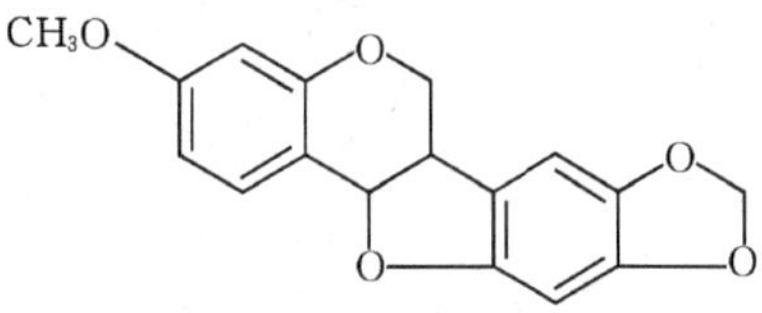 紫檀素（pterocarin）	豆科植物柔枝槐的根，具有抗癌活性

续表

结构类型	代表化合物	来源与用途
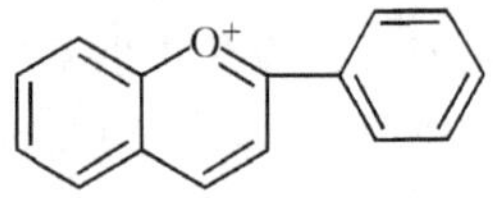 花色素类(anthocyanidins)	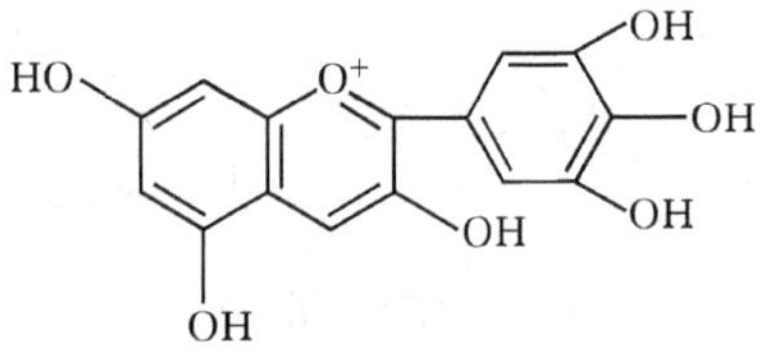 飞燕草素(delphinidin)	毛茛科植物飞燕草的花,具有收敛、活血等作用
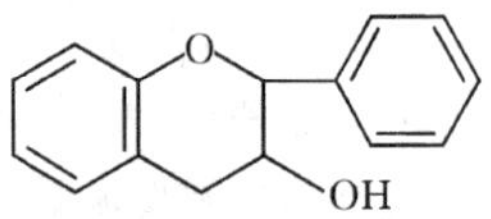 黄烷醇类(flavanols)	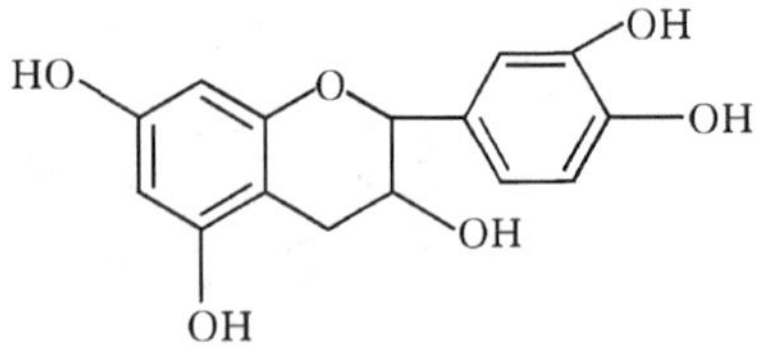 儿茶素(catechin)	豆科植物儿茶的去皮枝,具有收敛、生肌、敛疮的作用
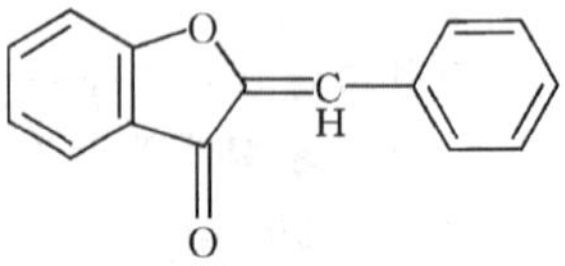 橙酮类(aurones)	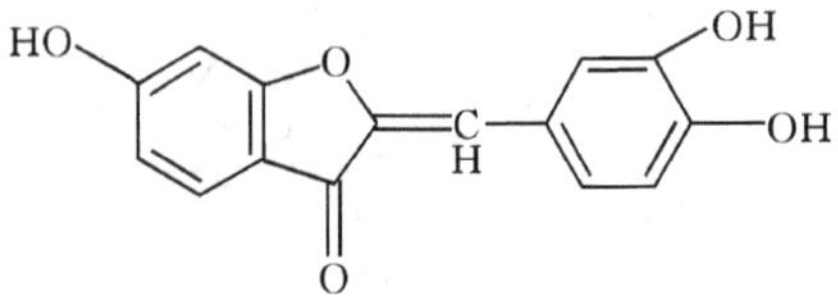 硫黄菊素(sulphuretin)	菊科植物硫黄菊,对细胞碘化甲腺氨酸脱碘酶有抑制作用
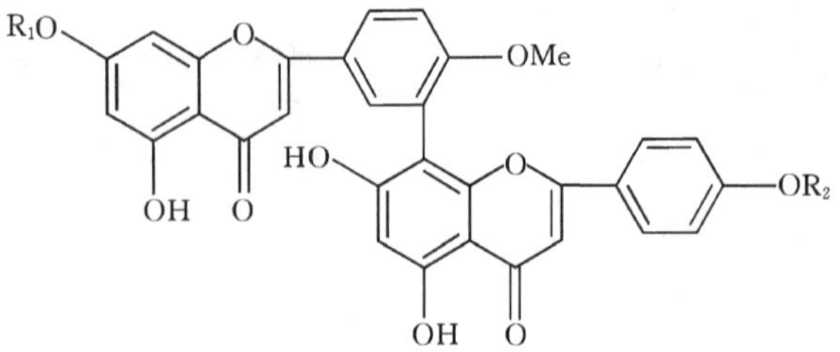 双黄酮类(biflavones)	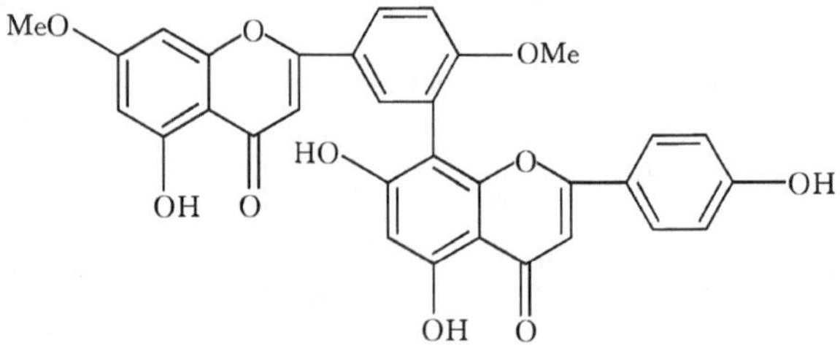 银杏素(ginkgetin)	银杏科银杏的叶及紫杉科浆果紫杉的叶,具有降低血清胆固醇的作用

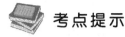

考点提示

黄酮类化合物的基本结构。

二、黄酮中糖的类型

天然存在的黄酮类化合物多以苷的形式存在,由于糖的种类、数目、连接位置、连接方式及苷元的不同,可以形成各种各样的黄酮苷。组成黄酮苷的糖类主要有单糖类、双糖类、三糖类。

1. **单糖类**

D-葡萄糖(D-glc)、L-鼠李糖(L-rha)、D-半乳糖(D-gal)、L-阿拉伯糖(L-ara)及D-葡萄糖醛酸(D-glcA)等。

2. **双糖类**

芸香糖(rha α1→6 glc)、新橙皮糖(rha α1→2 glc)、龙胆双糖(glc β1→6 glc)等。

3. **三糖类**

龙胆三糖(glc β1→6 glc β1→2 fru)、槐三糖(glc β1→2 glc β1→2 glc)等。

三、黄酮苷

在黄酮的 O-苷中,糖的连接位置与苷元结构类型有关。如黄酮醇类的单糖苷常连接在苷元的 C_3、C_7、$C_{3'}$、$C_{4'}$ 位上,双糖链苷多连接在 $C_{3,7}$、$C_{3,4'}$ 或 $C_{7,4'}$ 位上。天然黄酮类化合物除了常见的 O-苷外,还发现有 C-苷的存在(如葛根黄素)。

葛根黄素

第二节 黄酮类化合物的理化性质

一、性状

1. **存在状态**

黄酮类化合物苷元多为结晶性固体,黄酮苷类则多为无定形粉末。

2. **颜色**

黄酮类化合物的颜色主要与分子中是否存在交叉共轭体系,以及助色团的种类、数目及位置有关。交叉共轭体系是指两个双键互不共轭,但分别与第三个双键共轭形成的体系,交叉共轭体系长的容易呈色。黄酮的色原酮部分是无色的,但 C_2 位引入苯基以后,其工作链延长而呈现颜色。若再向 C_7 或 $C_{4'}$ 位引入羟基、甲氧基等供电子基团后,p-π 共轭促使电子转移重排,使得整个 π 电子云向羟基方向移动增加,分子极化增加,最大吸收向长波长移动,从而使化合物的颜色加深。其他位置引入这些助色团，对颜色的影响则较小。

一般情况下，黄酮、酮醇及其苷类、查尔酮多为黄色；而二氢黄酮及二氢黄酮醇，因 C_2、C_3 间的双键被饱和，交叉共轭体系遭到破坏，而几乎无色；异黄酮类，B 环与色原酮环共轭链短，也不显色或仅显为微黄色；花色苷及其苷元一般具有鲜艳的颜色，并随着 pH 值的不同而改变，如 pH<7 时显红色，pH=8.5 时显紫色，pH>8.5 时显蓝色。

知识链接

红花中的黄酮类化合物

中药红花中的红花苷为查尔酮类化合物。红花开花初期，花中的主要成分为无色的新红花苷(二氢黄酮类)及微量的红花苷，花冠颜色为淡黄色；开花中期，花中的主要成分为黄色的红花苷，花冠颜色为深黄色；开花后期，主要成分变为了红色的醌式红花苷，花冠的颜色也随之变成了红色。

3. 旋光性

苷元中因二氢黄酮、二氢黄酮醇及黄烷醇类具有不对称碳原子而具有旋光性。苷的结构中由于糖的存在，旋光性多为左旋性。

二、溶解性

黄酮类化合物的溶解性随着结构不同而有很大差异。

1. 黄酮苷元的溶解性

黄酮类苷元一般难溶或不溶于水，易溶于甲醇、乙醇、乙酸乙酯、乙醚等有机溶剂及稀碱液中。不同结构类型的黄酮苷元在水中的溶解度不同，其原因主要与分子的平面性有关。黄酮、黄酮醇、查尔酮等分子中，因存在交叉共轭体系而为平面型分子，分子与分子之间排列紧密，分子间引力较大，难溶于水；二氢黄酮、二氢黄酮醇，由于 C_2、C_3 位的双键被氢化饱和，而成为近似于半椅式的结构，分子的平面性被破坏，分子排列不再紧密，分子间引力降低，因此有利于水分子进入骨架中而使其溶解度稍大。异黄酮类化合物的 B 环由于受到 C_4 位羰基的立体障碍，分子的平面性降低，亲水性也比平面型分子增强。花色素苷元类虽是平面型结构，但其以离子形式存在，具有盐的通性，亲水性较大。

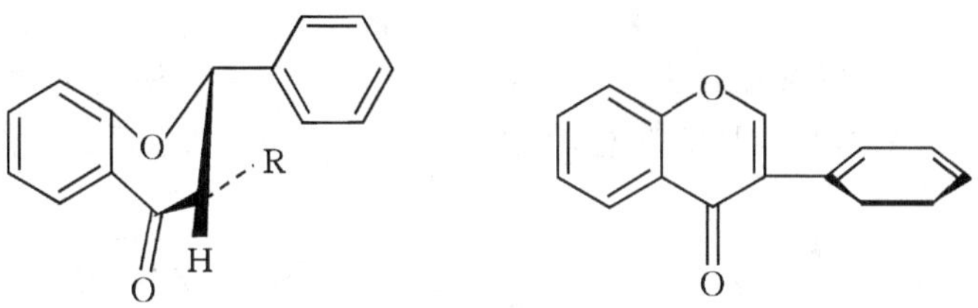

黄酮苷元的溶解性还与取代基的种类、数目和位置有关，结构中羟基数目多，则亲水性增强，羟基甲基化后则亲水性降低、亲脂性增加。黄酮类化合物大多是多羟基化合物，故一般不溶于石油醚中，借此可与脂溶性杂质分开。

2. 黄酮苷的溶解性

黄酮苷一般易溶于热水、甲醇、乙醇、乙酸乙酯等极性较大的溶剂中，难溶于三氯甲烷、乙醚、苯等极性小的溶剂。黄酮苷中糖基的数目和结合位置也对溶解性有一定影响，一般多糖苷的水溶性大于单糖苷，C_3-羟基苷比相应的 C_7-羟基苷水溶性要大。如槲皮素-3-O-葡萄糖苷的水溶性大于槲皮素-7-O-葡萄糖苷，这是由于 C_3-O-糖基与 4-羰基的空间位阻导致分子的平面性降低的缘故。

三、酸碱性

1. 酸性

黄酮类化合物分子中多具有酚羟基，显一定酸性，可溶于碱水液中。酚羟基的数目及位置不同，酸性强弱也不同，如黄酮的酚羟基酸性强弱顺序依次为：

$$7,4'-二酚羟基 > 7-或 4'-酚羟基 > 一般酚羟基 > 5-酚羟基$$

黄酮类化合物 C_7 或 C_4'-酚羟基处于 4-羰基的对位，受 p-π 共轭效应和 4-羰基吸电子诱导效应的影响，7 与 $4'$-酚羟基解离度大，酸性较强。而一般酚羟基与羰基互为间位，仅有吸电子诱导效应产生的影响，酸性较弱。C_5-酚羟基在 4-羰基的邻位，虽也受到共轭及诱导效应的影响，但因与羰基形成了分子内氢键，故酸性最弱。

利用黄酮类化合物的酸性，以及酸性差异所造成的与碱成盐能力的不同，黄酮类化合物可以选择碱水提取法和 pH 梯度萃取法分离。

考点提示

黄酮类化合物的溶解性和酸性。

课堂检测

分析下列化合物的酸性强弱顺序：

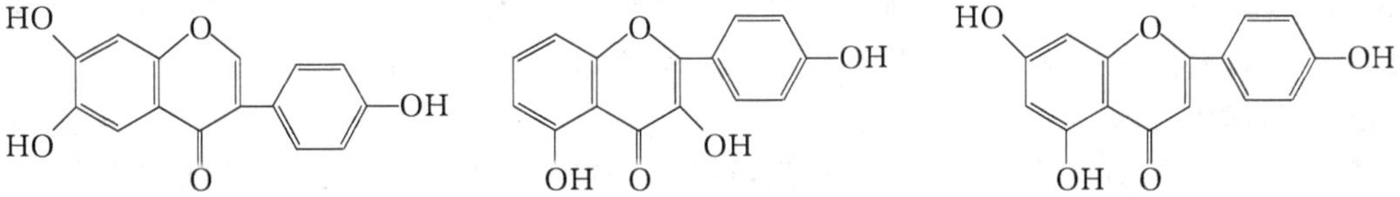

2. 碱性

黄酮类化合物分子中 γ-吡喃酮环上的 1 位氧原子,因具有未共用电子对,表现出微弱的碱性,可与强酸如浓硫酸、浓盐酸的形成𣴎盐,但该𣴎盐极不稳定,加水后即分解。

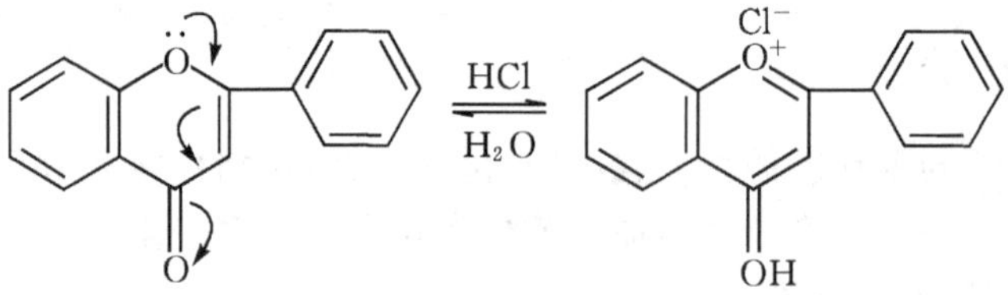

四、显色反应

(一)还原反应

1. 盐酸-镁粉(或锌粉)反应

试样溶于甲醇或乙醇中,加入少量镁粉(或锌粉),振摇,再滴加几滴浓盐酸即可显色(必要时微加热)。多数黄酮、黄酮醇、二氢黄酮及二氢黄酮醇类化合物显橙红色至紫红色,个别显紫色至蓝紫色(如 7、3′、4′-三羟基二氢黄酮)。查尔酮、橙酮、异黄酮、儿茶素类则几乎不显色(少数例外)。花色素及部分橙酮、查尔酮等则只在浓盐酸的酸性下即可显红色,必要时应做对照实验,即在试样溶液中只加入浓盐酸,而不加镁粉,若产生红色则表明试样溶液中含有花色素类或某些橙酮类或查尔酮类化合物。

该反应是黄酮类化合物最常用的鉴别反应,显色可能与最终产物形成了正碳离子有关。

2. 四氢硼钠反应

将试样溶于甲醇中,加等量的 2‰ 四氢硼钠的甲醇液,1 分钟后,加入浓硫酸或浓盐酸几滴,即可显红色至紫红色。

此反应一般作为二氢黄酮、二氢黄酮醇类化合物的专属性反应,其他黄酮类均不显色。

(二)与金属盐类试剂的反应

因黄酮类化合物分子中有 C_3-OH、C_4-羰基或 C_5-OH、C_4-羰基以及邻二酚羟基结构,可与某些金属盐类试剂发生反应,有的生成沉淀,有的生成有色络合物,可用于鉴别。

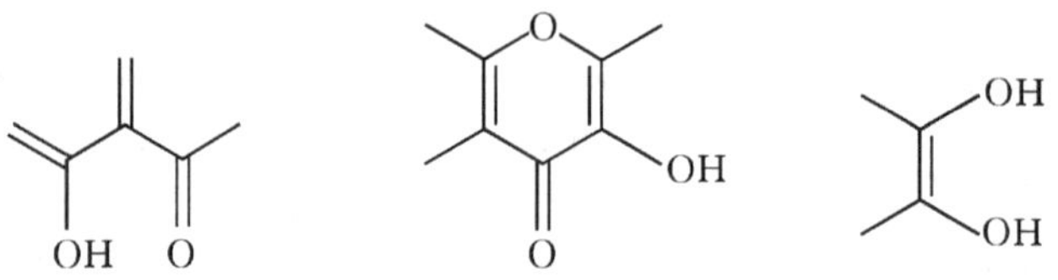

1. 三氯化铝反应

具有上述结构的黄酮类化合物样品加 1% 三氯化铝甲醇液,可生成黄色络合物或使原来的黄色加深,并伴有黄绿色荧光。可用于薄层色谱、纸色谱的定性分析。

2. 锆盐-枸橼酸反应

样品加入 2% 的二氯氧锆($ZrOCl_2$)甲醇液,具有 C_3-羟基或 C_5-羟基的黄酮类化合物可生成黄色的锆盐络合物。但两者生成的络合物的稳定性不同,加入 2%的枸橼酸甲醇液后,由于 C_5-OH、C_4-羰基化合物生成的络合物稳定性差,在弱酸作用下发生分解,黄色溶液显著褪色。而 C_3-OH、C_4-羰基化合物生成的络合物对弱酸稳定,加入枸橼酸后仍可显鲜黄色。

该反应常用于 C_3-OH、C_4-羰基、C_5-OH、C_4-羰基黄酮与其他黄酮的鉴别,以及 C_3-OH 与 C_5-OH 黄酮的区别。

3. **醋酸镁反应**

在滤纸上滴加样品溶液,并喷以醋酸镁的甲醇液,加热干燥后于紫外灯下观察。二氢黄酮、二氢黄酮醇类可显天蓝色荧光,若具有 C_5-OH 色泽更为明显。而黄酮、黄酮醇、异黄酮类等显黄色至橙黄色至褐色。因此,该反应可用于二氢黄酮、二氢黄酮醇类化合物与其他黄酮类化合物的区别。

4. **氯化锶反应**

具有邻二酚羟基的黄酮类化合物可在氨性甲醇液中与氯化锶($SrCl_2$)反应,生成绿色至棕色至黑色沉淀。此反应在结构鉴别中有一定的作用。

5. **三氯化铁反应**

三氯化铁为常用的酚类显色剂,含有氢键缔合的酚羟基的黄酮类化合物遇三氯化铁可显红色、绿色等较明显的颜色。

考点提示

黄酮类化合物的检识。

课堂检测

将下列内容连线

黄酮类化合物最常用的颜色反应	三氯化铁反应
二氢黄酮与二氢黄酮醇的专属鉴别反应	氯化锶反应
区别 3-羟基黄酮和 5-羟基黄酮的反应	锆盐-枸橼酸反应
含有氢键缔合酚羟基的黄酮类显色反应	盐酸-镁粉反应
邻二酚羟基黄酮	四氢硼钠反应

第三节　黄酮类化合物的提取与分离

一、提取

黄酮类化合物的提取主要是根据被提取物的性质及伴存杂质的性质而定。黄酮苷类和极性较大的苷元,一般可用乙醇、甲醇、丙酮、乙酸乙酯或极性较大的混合溶剂,如甲醇-水(1∶1)进行提取;一些多糖苷类可用沸水提取,大多数的苷元宜采用极性较小的溶剂,如乙醚、三氯甲烷、乙酸乙酯等提取;含有较多甲氧基的黄酮苷元则可用苯进行提取。常用的提取方法有以下几种。

(一)碱溶酸沉法

黄酮类化合物大多具有酚羟基,显酸性,可溶于饱和石灰水溶液、5%碳酸钠溶液及稀氢氧化钠溶液等,因此可用碱水进行提取,借此可与其他不溶于碱水的化合物分离。当碱水提取液调成酸性时,黄酮类化合物可沉淀析出,即为碱溶酸沉法。该方法简便经济,在实际生产中应用较广泛。

当药材中含有大量黏液质、含羧基的果胶和鞣质等水溶性杂质时(如花、果实等药材),宜用石灰水溶液进行提取,因石灰水可使上述杂质生成钙盐沉淀而不被溶出,有利于黄酮类化合物的纯化处理。

在用碱溶酸沉法提取纯化时,应当注意所用碱液浓度不宜过高,以免在强碱性下,尤其是在加热时破坏黄酮母核。加酸酸化时也不宜调 pH 过低,以免生成𰀁盐,致使析出的黄酮类化合物又重新溶解,降低产品收率。

(二)溶剂提取法

1. 醇提取法

乙醇、甲醇是最常用的提取溶剂,黄酮苷与苷元均可溶出。高浓度的醇(90%~95%)适宜提取黄酮苷元,60%左右的稀醇适于提取黄酮苷类。醇提取液中有时因存在较多杂质而影响后续步骤中黄酮类化合物的结晶析出,如植物叶类的醇提取液中常含有叶绿素、胡萝卜素等脂溶性色素,可用石油醚萃取除去。

2. 水提取法

用热水可以提取黄酮苷类,如从槐米中提取芦丁。但热水提取液中常伴有较多的多糖、蛋白质等水溶性较大的杂质,影响精制和分离。纯化处理时,可将溶液浓缩后,加入多倍量的浓醇,促使水溶性杂质沉淀而被去除。

3. 系统溶剂提取法

由于植物体内黄酮类化合物存在的形式和化学类型不同,可使用极性由小到大的溶剂依次将相应极性的黄酮分别提取出来。例如可先用石油醚或正己烷脱脂,进而用苯提取含多个甲氧基的黄酮苷元,然后用三氯甲烷、乙酸乙酯等提取出大多数的黄酮苷元,再用丙酮、乙醇、甲醇、甲醇-水(1:1)提取多羟基黄酮苷元,最后用稀醇、沸水提取黄酮苷类。

二、分离

(一)pH 梯度萃取法

本法适用于酸性强弱不同的黄酮苷元的分离,利用黄酮苷元酚羟基数目及位置不同,其酸性强弱也不同的性质进行。可将混合物溶于有机溶剂(如乙醚、氯仿等),依次用 5% $NaHCO_3$(萃取 7,4'-二羟基黄酮)、5% Na_2CO_3(萃取 7 或 4'-羟基黄酮)、0.2% NaOH(萃取一般羟基黄酮)、4% NaOH(萃取 5-羟基黄酮)溶液萃取而达到分离目的。值得注意的是,萃取时采用不同碱液的碱性顺序,应由弱至强方能使黄酮化合物按酸性由强至弱的顺序依次被萃取出来,从而达到分离目的。

(二)柱色谱法

1. 聚酰胺柱色谱法

聚酰胺对各种黄酮类化合物均有较好的分离效果,并且由于其承载容量大,还可用于制备性分离,是目前较为理想的分离黄酮类化合物的方法。

聚酰胺的吸附作用主要是通过酰基与黄酮类化合物分子中的酚羟基形成氢键缔合而产生,黄酮类化合物在聚酰胺柱上洗脱的先后顺序一方面取决于分子中酚羟基的数目和位置,另一方面也受洗脱剂的种类与极性的影响。黄酮类化合物从聚酰胺柱上被洗脱下来时,有如下规律:

(1)当苷元相同时,洗脱先后顺序一般是三糖苷 ＞ 双糖苷 ＞ 单糖苷 ＞ 苷元。
(2)母核上增加酚羟基后洗脱速度相应减慢。
(3)分子中酚羟基数目相同时,酚羟基位置也有影响。处于羰基间位和对位的酚羟基吸附力要大于羰基邻位的酚羟基,因而后者将先被洗脱。
(4)分子中芳香核、共轭双键多者吸附力强,如查尔酮结构中的共轭双键比二氢黄酮多,所以二氢黄酮比查尔酮先被洗脱。
(5)不同类型的黄酮化合物,洗脱顺序一般为:异黄酮 ＞ 二氢黄酮 ＞ 黄酮 ＞ 黄酮醇。

聚酰胺柱色谱分离黄酮类化合物时,常用不同浓度的乙醇或甲醇作为洗脱剂。此规律也适用于黄酮类化合物在聚酰胺薄层上的行为。

2. 硅胶柱层析法

此法应用范围广,主要用于异黄酮、二氢黄酮、二氢黄酮醇及高度甲基化(或乙酰化)的黄酮及黄酮醇类苷元的分离。通常采用三氯甲烷-甲醇混合溶剂作为洗脱剂,若分离黄酮苷时,则需要增加洗脱剂的极性,可用三氯甲烷-甲醇-水或乙酸乙酯-甲醇-水为洗脱剂。

3. 葡聚糖凝胶柱色谱法

用于黄酮类化合物分离的葡聚糖凝胶主要有两种型号:Sephadex - LH20 与 Sephadex - G。用葡聚糖凝胶分离黄酮类化合物时,分离苷元主要靠吸附作用,吸附力取决于游离酚羟基的数目;分离苷时主要是分子筛作用,分子量越大越先出柱。

第四节　黄酮类化合物的检识与鉴定

一、色谱法的应用

(一)聚酰胺薄层色谱法

聚酰胺薄层色谱适用范围较广,特别适合分离与鉴定具有游离酚羟基的黄酮苷及苷元。由于大多数黄酮类化合物有一定的极性,在聚酰胺上的吸附力较强,展开剂多采用极性溶剂(醇、酸或水)。鉴定黄酮苷常用的展开剂有甲醇-水(1:1),甲醇-乙酸-水(90:5:5),三氯甲烷-甲醇-丁酮(63:25:10)等;而鉴定苷元常用的展开剂有三氯甲烷-甲醇(94:6),三氯甲烷-甲醇-丁醇(12:2:1),苯-甲醇-丁酮(3:1:1)等。

表 5-2 显示,当展开剂为苯-丁酮-甲醇(60:20:20)时,由于展开剂的极性较弱,黄酮苷元类化合物可以得到很好的分离,当分子中羟基数目增大时,R_f值减小。

表 5-2　黄酮苷元在聚酰胺薄层上的 R_f 值

黄酮苷元	取代基	hR_f($R_f\times100$)
山柰素	3,5,7,4'-OH	12
槲皮素	3,5,7,3',4'-OH	8
杨梅素	3,5,7,3',4',5'-OH	4
异鼠李素	3,5,7,4'-OH,3'-OCH$_3$	31
芹菜素	5,7,4'-OH	30
木樨草素	5,7,3',4'-OH	19
桑色素	3,5,7,2',4'-OH	10

(二)硅胶薄层色谱法

硅胶薄层色谱主要用于分离和鉴定大多数黄酮苷元,常用展开剂有甲苯-甲酸甲酯-甲酸(5:4:1),可根据被分离化合物的极性大小适当调整甲苯和甲酸的比例。如黄酮苷元的甲醚化(或乙酰化)衍生物,因其极性降低,可用苯-丙酮(9:1)、苯-乙酸乙酯(7.5:2.5)等弱极性的展开剂。而分离黄酮苷时可用丁醇-乙酸-水等。

(三)纸色谱法

纸色谱法适合分离鉴定各种黄酮类化合物,在鉴别植物粗提物中的黄酮苷元和苷的混合物时可以采用双相纸色谱法,即采用两种不同极性的展开系统分别进行层析分离。通常第一相采用"醇性"展开剂,如正丁醇-醋酸-水(4:1:5上层,BAW)或叔丁醇-醋酸-水(3:1:1,TBA)等。第二项则多用"水性"展开剂,如2%～5%的醋酸水溶液等。

一般检识黄酮类苷元用极性相对较小的"醇性"展开剂,检识黄酮苷类宜用极性较大的"水性"展开剂,检识花色苷及花色苷元用含盐酸或醋酸的溶剂进行展开。黄酮类化合物在纸色谱上展开时,R_f 值与结构之间有如下关系:

1. 醇性展开剂

(1)苷元相同时,R_f 值大小通常为:苷元 > 单糖苷 > 双糖苷。以 BAW 系统为例,多数黄酮苷元(花色苷元除外)R_f 值在 0.70 以上,而苷则小于 0.70。

(2)同一类型的黄酮苷元,分子中羟基数目越多,极性越强,R_f 值相应越小,羟基甲基化后极性降低,R_f 值增大。

2. 水性展开剂

(1)苷元相同时 R_f 值大小顺序与上述相反,双糖苷 > 单糖苷 > 苷元。苷元几乎留在原点不动,苷类 R_f 值可在 0.50 以上,且糖链越长,R_f 值越大。

(2)不同类型黄酮苷元中,用2%～5%乙酸展开时,平面型分子(如黄酮、黄酮醇、查尔酮、橙酮等)几乎停留在原点不动,R_f 值 < 0.02;而非平面型分子(如二氢黄酮、二氢黄酮醇、异黄酮等),因亲水性较强,R_f 值增大(0.10～0.30)。

多数黄酮类化合物因为具有颜色,斑点易于观察。在紫外光下,黄酮类化合物还可以显示不同颜色的荧光,亦可配合显色剂来增强显色效果,常喷以1%三氯化铝甲醇溶液,氨熏或10%碳酸钠水溶液显色。

二、波谱法的应用

(一)紫外-可见光谱

紫外-可见分光光度法是鉴定黄酮类化合物结构的一种重要手段。一般的测定程序为：①测定试样在甲醇溶液中的紫外光谱；②测定试样的甲醇溶液中加入各种诊断试剂后的紫外光谱，常用的诊断试剂有甲醇钠、醋酸钠、醋酸钠/硼酸、三氯化铝及三氯化铝/盐酸等；③若试样为黄酮苷类，可先经过水解或甲基化后水解处理，再测定苷元及其衍生物的紫外光谱。

多数黄酮类化合物在200～400nm范围内有两个主要吸收峰，峰带Ⅰ在300～400nm区间，是由B环的桂皮酰基系统的电子跃迁引起的吸收。峰带Ⅱ在220～280nm之间，是由A环苯甲酰基系统产生的。黄酮类化合物的类型不同，其峰带Ⅰ或峰带Ⅱ的峰位、峰型和峰的强度不同，因此根据每类黄酮类化合物在甲醇中的紫外光谱特征，可以推断它们的结构类型，见表5-3。

表5-3 黄酮类化合物UV吸收光谱的主要特征(甲醇)

结构类型	峰位(nm)		峰型
	峰带Ⅰ	峰带Ⅱ	
黄酮	304～350	240～280	Ⅰ、Ⅱ均强
黄酮醇	352～385	240～280	Ⅰ、Ⅱ均强
二氢黄酮(醇)	300～330(肩峰)	270～295	Ⅰ弱Ⅱ强
异黄酮	310～330(肩峰)	245～270	Ⅰ弱Ⅱ强
查尔酮	340～390	220～270	Ⅰ强Ⅱ弱

黄酮及黄酮醇类的紫外光谱图形相似，峰带Ⅰ位置不同，黄酮带Ⅰ位于304～350nm，黄酮醇带Ⅰ位于352～385nm，借此可以区别这两类化合物。黄酮和黄酮醇母核上取代基的性质和位置也影响吸收带的峰位和峰型，如在母核上7或4′位置引入羟基、甲氧基等供电子基团，将促进结构重排，而引起相应吸收峰红移，通常整个母核上氧化程度越高，峰带Ⅰ越向长波长方向位移。B环上的取代基主要影响峰带Ⅰ的峰位，而对峰带Ⅱ几乎没有影响。同样，A环供电子基团的取代程度主要影响峰带Ⅱ的峰位，而对峰带Ⅰ影响不大。但5-羟基因能与4-羰基形成氢键，对峰带Ⅰ和Ⅱ都有影响，一般使峰带Ⅰ红移3～10nm，峰带Ⅱ红移6～17nm。因此，根据峰带Ⅰ和峰带Ⅱ的峰型和峰位，可以初步推断黄酮和黄酮醇母核上羟基的数目及位置。黄酮及黄酮醇母核上的3、5、4′-羟基被甲基化或苷化后，将引起相应吸收峰带蓝移，尤其是峰带Ⅰ蓝移更明显，见表5-4。

表5-4 B环上引入羟基对黄酮类化合物UV光谱峰带Ⅰ的影响

化合物	B环羟基位置	峰带Ⅰ(nm)
3,5,7-三羟基黄酮	—	359
3,5,7,4′-四羟基黄酮	4′	367
3,5,7,3′,4′-五羟基黄酮	3′,4′	370
3,5,7,3′,4′,5′-六羟基黄酮	3′,4′,5′	374

在黄酮类化合物的甲醇液中分别加入甲醇钠、醋酸钠、醋酸钠/硼酸、三氯化铝、三氯化铝/盐酸等诊断试剂,可使黄酮类化合物的酚羟基解离或形成络合物,从而导致紫外吸收光谱发生改变(图5-1),根据这些变化可以推断酚羟基等取代基的位置或数目,归属见表5-5。

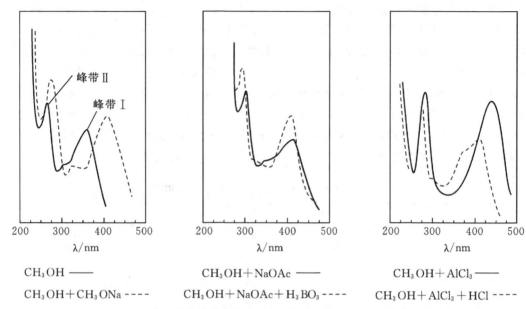

图5-1 黄酮类化合物中游离酚羟基解离引起的UV吸收峰红移

表5-5 加入诊断试剂的黄酮类化合物UV图谱及结构特征归属

诊断试剂	峰带Ⅰ	峰带Ⅱ	归属
甲醇	300~400nm	220~280nm	两峰强度基本相同,具体位置与母核上含氧取代基有关,—OH、—OCH$_3$越多,红移越多
甲醇钠	红移40~60nm,强度不降	—	有4'-OH,无3-OH
	红移50~60nm,强度下降	—	有3-OH,无4'-OH
	峰Ⅰ、峰Ⅱ吸收峰随着处理时间延长而衰退		有对碱敏感的结构,如3,4'-;3,3'-,4'-;5,6,7-;5,7,8-;3',4',5'-OH取代结构
醋酸钠（未熔融）	—	红移5~20nm	有7-OH
	在长波长一侧有明显肩峰	—	有4'-OH,但没有3-OH及(或)7-OH
醋酸钠（熔融）	红移40~65nm,强度下降	—	有4'-OH
	吸收峰随着处理时间延长而衰退		有对碱敏感的结构,同上
醋酸钠/硼酸	红移12~30nm		B环有邻二酚羟基
	—	红移5~10nm	A环有邻二酚羟基(但没有5,6-二羟基)
三氯化铝/盐酸与三氯化铝	三氯化铝/盐酸图谱=三氯化铝图谱		无邻二酚羟基
	三氯化铝/盐酸图谱≠三氯化铝图谱		结构中可能有邻二酚羟基
	峰Ⅰ蓝移30~40nm		B环有邻二酚羟基
	峰Ⅰ蓝移50~60nm		A,B环均可能有邻二酚羟基

续表

诊断试剂	峰带 I	峰带 II	归属
三氯化铝/盐酸与三氯化铝	三氯化铝/盐酸图谱＝甲醇图谱		无 3-及(或)5-OH
	三氯化铝/盐酸图谱≠甲醇图谱		可能有 3-及(或)5-OH
	峰带 I 红移 35～55nm		有 5-OH
	峰带 I 红移 60nm		有 3-OH
	峰带 I 红移 50～60nm		可能同时存在 3-及 5-OH
	峰带 I 红移 17～20nm		除 5-OH 外,还有 6-含氧取代

(二)核磁共振氢谱

核磁共振氢谱(^{1}H-NMR)是黄酮类化合物结构分析的重要手段。根据氢质子共振吸收峰的化学位移、偶合常数和峰面积等参数,可以获取黄酮类母核类型及取代基的种类、位置和数目等结构信息。

黄酮类化合物一般多用氘代二甲基亚砜(DMSO-d_6)为测定溶剂,因其对黄酮的溶解性好,且各质子信号分辨率高。

黄酮类化合物中,A,B 环及取代基质子的化学位移值的规律是:酚羟基质子＞B 环质子＞A 环质子＞甲基质子。黄酮类化合物的 ^{1}H-NMR 主要规律如下:

1. A 环质子

(1)5,7-二羟基黄酮类 A 环 H-6、H-8 两个质子的化学位移值 δ 在 5.70～6.90 之间。由于存在间位偶合,两质子分别裂为二重峰(d,J=2.5Hz),且 H-6 的化学位移值总比 H-8 的位于高场区(化学位移值小)。当 7-OH 成苷时,则 H-6、H-8 信号均向低场位移(化学位移值变大),见表 5-6。

表 5-6 5,7-二羟基黄酮类化合物中 H-6 与 H-8 的化学位移值

化合物	H-6	H-8
黄酮、黄酮醇、异黄酮	6.00～6.20	6.30～6.50
黄酮、黄酮醇、异黄酮 7-O-糖苷	6.20～6.40	6.50～6.90
二氢黄酮、二氢黄酮醇	5.75～5.95	5.90～6.10
二氢黄酮、二氢黄酮醇 7-O-糖苷	5.90～6.10	6.10～6.40

(2)7-羟基黄酮类 A 环有 H-5、H-6 和 H-8 三个质子。H-5 处于 4-羰基的负屏蔽区,且受到 H-6 的邻位偶合作用,表现为一个 δ8.00 左右的较低磁场区的二重峰(d,J=9.0Hz),化学位移值要比其他 A 环质子的大很多。H-6 因为同时受到 H-5 邻位偶合(J=9.0Hz)和 H-8 间位偶合(J=2.5Hz)的双重作用,呈现双二重峰。H-8 只受到 H-6 的间位偶合作用,表现为 J=2.5Hz 的二重峰。常见 7-OH 黄酮类的化学位移值见表 5-7。

表 5-7 7-OH 黄酮类化合物中 H-5、H-6、H-8 的化学位移值

化合物	H-5	H-6	H-8
黄酮、黄酮醇、异黄酮	7.90～8.20d	6.70～7.10d	6.70～7.00d
二氢黄酮、二氢黄酮醇	7.70～7.90d	6.40～6.50d	6.30～6.40d

2. B环质子

(1) 4′-氧取代黄酮类 B环4个质子分别由H-2′、H-6′与H-3′、H-5′两组质子组成，构成AA′BB′偶合系统，谱形与AB偶合系统相似，两组质子均为二重峰（J=8.5Hz），化学位移值在δ6.50～7.90之间。

(2) 3′,4′-二氧取代黄酮类 H-2′与H-6′存在间位偶合，为二重峰（J=2.5Hz）；H-6′分别与H-2′和H-5′存在间位偶合和邻位偶合，为双二重峰（J=2.5Hz及8.5Hz）；两者的信号出现在δ7.20～7.90之间。H-5′只与H-6′存在邻位偶合，信号为δ6.70～7.10（d,J=8.5H）。

3. C环质子

C环质子的信号是区别各类型黄酮类化合物的主要依据。

(1) 黄酮类的C环质子 黄酮类的H-3常以一个单峰出现在δ6.30～6.80处，但在5,6,7-或5,7,8-三含氧取代黄酮中，A环上孤立芳氢（H-6或H-8）的单峰信号可能与之重合，应当注意区别。

(2) 二氢黄酮类的C环质子 二氢黄酮中C_2、C_3位已被饱和，H-2和H-3的信号将出现在高场区。H-2化学位移值比H-3大，位于δ5.20处，且由于受到两个磁不等价的H-3的偶合作用，被裂分为一个双二重峰。两个H-3因相互的偕偶（J=17Hz）和H-2的邻偶，也各被裂分为一个双二重峰，中心位于δ2.80处。

(3) 异黄酮类的C环质子 异黄酮的H-2因受到1-O及4-羰基的吸电子作用，常以一个单峰出现在δ7.60～7.80处，化学位移值比一般的芳香质子要大。

目标检测

一、单项选择题

1. 构成黄酮类化合物的基本骨架是
   A. 6C—6C—6C   B. 3C—6C—3C   C. 6C—3C   D. 6C—3C—6C   E. 6C—3C—3C

2. 查尔酮的互变异构体是
   A. 黄酮   B. 黄酮醇   C. 二氢黄酮   D. 异黄酮   E. 黄烷醇

3. 下列黄酮类化合物中酸性最强的是
   A. 5-OH   B. 3-OH   C. 7-OH   D. 4′-OH   E. 7,4′-OH

4. 应用Sephadex LH-20分离下列化合物，最先流出的化合物是
   A. 黄酮苷元   B. 黄酮单糖苷   C. 黄酮二糖苷   D. 黄酮三糖苷   E. 双黄酮苷

5. 下列化合物的醇溶液与四氢硼钠反应生成紫色至紫红色的是
   A. 黄酮   B. 黄酮醇   C. 二氢黄酮   D. 查尔酮   E. 异黄酮

6. 氯化锶反应适用于分子结构中具有_____黄酮
   A. 羟基   B. 邻二酚羟基   C. 亚甲二氧基   D. 甲氧基   E. 内酯结构

7. 黄酮苷类化合物的提取，除了采用碱提酸沉淀法外，还可采取
   A. 冷水浸取法   B. 乙醇回流法   C. 乙醚提取法
   D. 酸水提取法   E. 石油醚冷浸法

8. 用于鉴别芦丁和槲皮素的反应是

A. HCl-Mg 粉反应 B. $NaBH_4$ 反应 C. Molish 反应
D. $AlCl_3$ 反应 E. 锆盐反应

9. 某中药的甲醇提取液,HCl-Mg 粉反应显红色,则该提取液可能含有
   A. 香豆素 B. 蒽醌 C. 多糖 D. 黄酮 E. 皂苷

10. 某黄酮化合物的醇溶液,加入二氯氧锆甲醇液显鲜黄色,再加入枸橼酸甲醇液,黄色不退,表示该化合物具有
    A. C_5-OH B. C_7-OH C. C_3-OH D. C_6-OH E. C_8-OH

二、多项选择题

1. 下列有颜色的化合物是
   A. 黄酮 B. 黄酮醇 C. 二氢黄酮 D. 二氢黄酮醇 E. 查耳酮

2. 与芦丁反应呈阳性的是
   A. HCl-Mg 粉反应 B. Molish 反应 C. $NaBH_4$ 反应
   D. Labat 反应 E. Gibb's 反应

3. 下列哪些是黄酮羟基位置诊断试剂
   A. NaOH B. NaOMe C. $AlCl_3$/HCl
   D. $AlCl_3$ E. NaOAc/H_3BO_3

4. 影响黄酮类化合物与聚酰胺吸附力强弱的因素有
   A. 酚羟基的数目 B. 酚羟基的位置 C. 芳香化程度
   D. 化合物类型 E. 洗脱剂种类

5. 黄酮苷类化合物常用的提取方法有
   A. 碱提酸沉法 B. 乙醇提取 C. 水蒸气蒸馏法
   D. 沸水提取 E. 酸提碱沉法

6. 呈平面型分子,难溶于水的是
   A. 二氢黄酮 B. 黄酮醇 C. 黄酮 D. 花色素 E. 查尔酮

7. 黄酮类化合物的分类依据是
   A. 三碳链是否成环 B. 三碳链氧化程度 C. C_3 位是否有羟基
   D. B 环的连接位置 E. A 环的连接位置

8. 下列化合物中具有旋光性的黄酮是
   A. 黄烷醇 B. 异黄酮 C. 查尔酮 D. 橙酮 E. 二氢黄酮

9. 下列中药中的化学成分主要为黄酮类的是
   A. 槐米 B. 黄芩 C. 黄连 D. 葛根 E. 大黄

10. 用于鉴别二氢黄酮类化合物的反应是
    A. HCl-Mg 粉反应 B. $NaBH_4$ 反应 C. 锆盐-枸橼酸反应
    D. 醋酸铅反应 E. 醋酸镁反应

第六章 萜类与挥发油

学习目标

【掌握】萜类化合物的定义,倍半萜、二萜及三萜化合物的结构,各类萜代表型化合物的生物活性,挥发油的定义、化学组成及通性。

【熟悉】挥发油的理化性质和挥发油常用的提取方法。

【了解】单萜的结构、挥发油的提取分离及检识方法。

第一节 萜类化合物的结构与分类

一、萜的含义和分类

萜类化合物(terpenoids)是一类骨架庞杂、种类繁多、数量巨大、结构千变万化、又具有广泛生物活性的重要的天然药物化学成分。萜类化合物在自然界分布广泛,种类繁多,除主要分布于植物外,近来从海洋生物中发现了大量的萜类化合物。据不完全统计,萜类化合物超过了26 000种。在天然药物化学成分的研究中,萜类成分的研究一直是较为活跃的领域,亦是寻找和发现天然药物生物活性成分的重要来源。

萜类化合物是指由若干个异戊二烯单元$(C_5H_8)_n$组成的化合物及其衍生物的总称。萜类化合物常常根据分子结构中异戊二烯单位的数目进行分类,如单萜、倍半萜、二萜等(表6-1)。本章主要介绍单萜、倍半萜、二萜。挥发油的组成成分中多含有单萜和倍半萜,萜类化合物和挥发油关系密切,因此放在同一章中介绍。

表6-1 萜类化合物的分类及分布

类别	碳原子数	$(C_5H_8)_n$	存在
半萜	5	n=1	植物叶
单萜	10	n=2	挥发油
倍半萜	15	n=3	挥发油
二萜	20	n=4	树脂、苦味素、植物醇、叶绿素
二倍半萜	25	n=5	海绵、植物病菌、昆虫代谢物
三萜	30	n=6	皂苷、树脂、植物、乳汁
四萜	40	n=8	植物胡萝卜素等
多萜	>40	n>8	橡胶、硬橡胶

二、单萜

单萜类(monoterpenoids)是由 2 个异戊二烯单位构成、含 10 个碳原子的化合物类群,广泛分布于高等植物的腺体、油室和树脂道等分泌组织中,是植物挥发油低沸程部分的主要组成成分,在昆虫激素及海洋生物中也有存在。它们的含氧衍生物多具有较强的生物活性和香气,是医药、化妆品和食品工业的重要原料。

根据近年来对单萜类化合物的研究进展总结,单萜类化合物的基本骨架可分为链状型和单环、双环、三环等环状型两大类,其中以单环和双环型两种结构类型所包含的单萜化合物最多。链状单萜中比较重要的化合物是一些含氧衍生物,如萜醇、萜醛类,具体药物有香叶醇、橙花醇及香茅醇,这三种萜醇是玫瑰香系香料,是很重要的香料工业原料;柠檬醛具有柠檬香气,作为柠檬香味原料应用于香料和食品工业。环状单萜里面包括几个比较重要的化合物——薄荷醇、龙脑及樟脑,它们是应用比较广泛的单萜类化合物。

三、倍半萜

倍半萜类(sesquiterpenoids)是由 3 个异戊二烯单位构成、含 15 个碳原子的化合物类群。倍半萜主要分布在植物界和微生物界,多以挥发油的形式存在,是挥发油高沸程部分的主要组成成分,在植物中多以醇、酮、内酯或苷的形式存在,亦有以生物碱形式存在的。近年来,在海洋生物中的海藻和腔肠、海绵、软体动物中发现的倍半萜越来越多,且在昆虫器官和分泌物中也有发现。倍半萜的含氧衍生物多具有较强的香气和生物活性,是医药、食品、化妆品工业的重要原料。

倍半萜类化合物按其结构碳环数分为无环、单环、双环、三环、四环型倍半萜;按构成环的碳原子数分为五元环、六元环、七元环,直至十二元环等;也有按含氧功能团分为倍半萜醇、醛、酮、内酯等。无环倍半萜类药物金合欢烯(farnesene)又称麝子油烯,存在于枇杷叶、生姜及洋甘菊的挥发油中。

青蒿素(qinghaosu,arteannuin,artemisinin)是过氧化物倍半萜,系从中药青蒿(也称黄花蒿)中分离到的抗恶性疟疾的有效成分。青蒿素在水中及油中均难溶解,影响其治疗作用的发挥,临床应用也受到一定限制,中国科学家屠呦呦对它的结构进行修饰,合成出具有抗疟效价高、原虫转阴快、速效、低毒等特点的双氢青蒿素(dihydroqinghaosu)。2015 年 10 月 8 日,中国科学家屠呦呦获 2015 年诺贝尔生理学或医学奖,成为第一个获得诺贝尔自然学奖的中国人。多年从事中药和中西药结合研究的屠呦呦,创造性地研制出抗疟新药——青蒿素和双氢青蒿素,获得对疟原虫 100% 的抑制率,为中医药走向世界指明一个方向。

四、二萜

二萜类(diterpenoids)是由 4 个异戊二烯单位构成、含 20 个碳原子的化合物类群。二萜广泛分布于植物界,植物分泌的乳汁、树脂等均以二萜类衍生物为主,尤以松柏科植物最为普遍。

许多二萜的含氧衍生物具有多方面的生物活性,如紫杉醇、穿心莲内酯、丹参酮、银杏内酯、雷公藤内酯、甜菊苷等都具有加强的生物活性,有的已是重要的药物。银杏内酯(ginkgolides)是银杏根皮及叶的强苦味成分,可作为拮抗血小板活化因子,是银杏制剂中的主要有效成分,为治疗心脑血管疾病的有效药物。紫杉醇(taxol)又称为红豆杉醇,最早是从太平洋红豆杉的树皮中分离得到的,临床用于治疗卵巢癌、乳腺癌和肺癌,疗效较好。除植物外,菌类代谢产物中也发现有二萜,而且从海洋生物中也分离到为数较多的二萜衍生物。

五、三萜

三萜类(triterpenoids)是由6个异戊二烯单位构成、含30个碳原子的化合物类群。该类化合物在自然界广泛存在,有的以游离性式存在,有的则与糖以结合成苷的形式存在。已发现的三萜类化合物结构类型很多,多数三萜为四环三萜和五环三萜,也有少数为链状、单环、双环和三环三萜。多数是含氧衍生物,为树脂的主要成分之一。例如甘草中的甘草酸苷称为甘草酸,因其味甜又称甘草甜素,在酸性条件下水解得到的苷元称为甘草次酸,可溶于乙醇和氯仿中,是一个五环三萜化合物。

六、各类萜代表型化合物的结构及生物活性

萜类化合物根据分子中异戊二烯单元的数目可分为单萜、倍半萜、二萜、二倍半萜和三萜等。根据各萜分子结构中碳环的有无和多少,进一步分为链萜、单环萜和双环萜等。萜类成分的结构类型、代表化合物、存在及生物活性见表6-2。

表6-2 萜类成分的结构类型及实例

结构类型	代表化合物	存在及生物活性
单萜	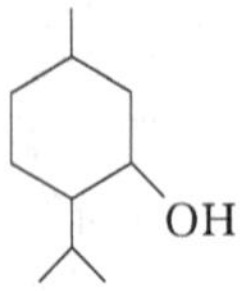 薄荷醇	为薄荷和欧薄荷等挥发油中的主要成分。其左旋体习称"薄荷脑",对皮肤和黏膜有清凉与麻醉作用,用于镇痛和止痒,亦有防腐和杀菌作用
	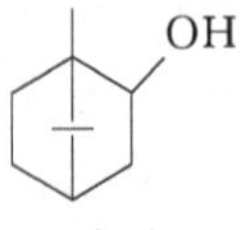 龙脑	俗称"冰片",可视为樟脑的还原产物,又称樟醇。主要存在于龙脑香树和艾纳香的全草中。具有发汗、兴奋、止痛等作用,还有显著的抗缺氧功能,是人丹、冰硼散、苏合香等成药的主要成分之一。另外也是香料工业的重要原料
	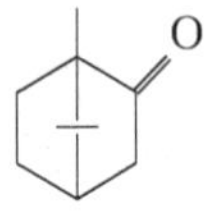 樟脑	主要存在于樟树挥发油中,有局部刺激和防腐作用,可用于神经痛、炎症及跌打损伤的搽剂,并可作为强心剂
倍半萜	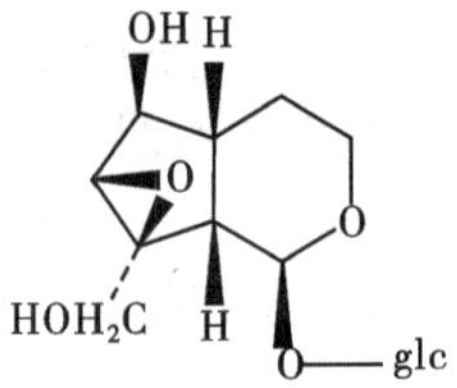 梓醇	梓醇又称"梓醇苷",是地黄中具有降血糖作用的主要有效成分,并有较好的利尿和迟缓性泻下作用,这些与地黄的药效相一致

续表

结构类型	代表化合物	存在及生物活性
倍半萜	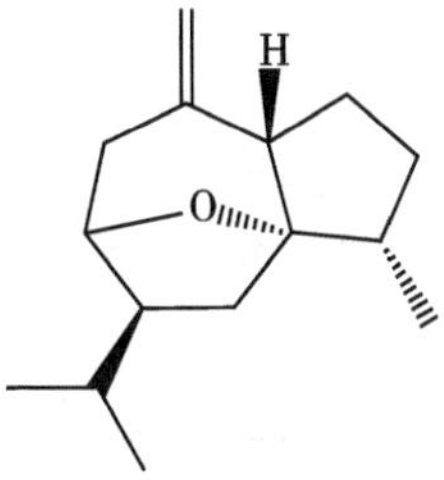 莪术醇	存在于莪术根茎的挥发油内,具有抗肿瘤作用
	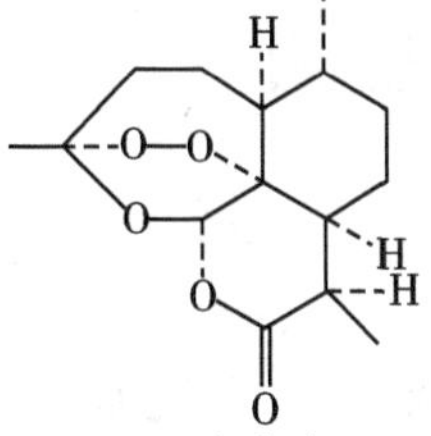 青蒿素	存在于中药青蒿(黄花蒿)等植物中,具有很好的抗恶性疟疾作用
二萜	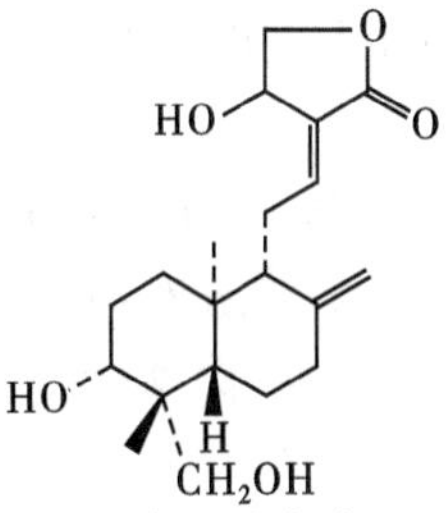 穿心莲内酯	存在于穿心莲中,为穿心莲抗炎作用的活性成分。临床用于治疗急性菌痢、胃肠炎、咽喉炎、感冒发热等
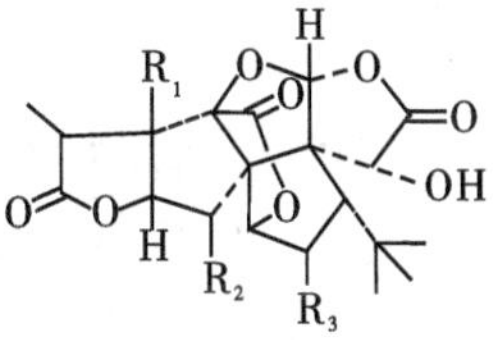	银杏内酯 R₁ R₂ R₃ 银杏内酯 A —OH —H —H 银杏内酯 B —OH —OH —H 银杏内酯 C —OH —OH —OH 银杏内酯 M —H —OH —OH 银杏内酯 J —OH —H —OH	存在于银杏根皮及叶中,是银杏治疗心脑血管疾病的主要有效成分。临床上应用的银杏制剂主要由银杏内酯和银杏双黄酮组成
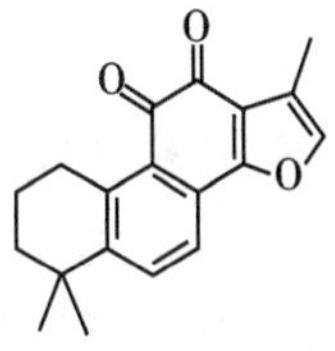	丹参酮ⅡA	存在于中药丹参的根中,为其活血化瘀的有效成分之一,有强抑菌作用,治疗心绞痛效果明显,副作用小,为治疗冠心病的新药

续表

结构类型	代表化合物	存在及生物活性
三萜	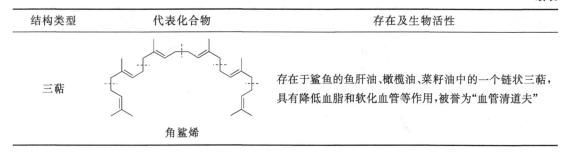 角鲨烯	存在于鲨鱼的鱼肝油、橄榄油、菜籽油中的一个链状三萜,具有降低血脂和软化血管等作用,被誉为"血管清道夫"

第二节 挥发油

一、定义

挥发油又称精油,是一类存在于植物中的具有芳香气味、可随水蒸气蒸馏,且与水不相混溶的油状液体的总称。在常温下能挥发,可随水蒸气蒸馏。挥发油是具有广泛生物活性的一类常见的重要成分,是古代医疗实践中较早注意到的药物,《本草纲目》中记载着世界上最早提炼、精制樟油、樟脑的详细方法。

挥发油多具有祛痰、止咳、平喘、祛风、健胃、解热、镇痛、抗菌消炎作用。例如香柠檬油对淋球菌、葡萄球菌、大肠杆菌和白喉菌有抑制作用;柴胡挥发油制备的注射液,有较好的退热效果;丁香油有局部麻醉、止痛作用;土荆芥油有驱虫作用;薄荷油有清凉、祛风、消炎、局麻作用,等等。随着"回归大自然"热潮的掀起,利用精油的芳香疗法又重新崛起。

挥发油不仅在医药上具有重要的作用,在香料工业中应用也极为广泛。在香料工业生产上,尚有芳香"浸膏""净油""香膏""头香"等制品。挥发油在日用食品工业及化学工业上也是重要的原料。

精油也叫挥发油,其应用历史非常悠久。在古埃及,人们用精油制作木乃伊,因为檀香精油具有防腐功效。随着时代的发展,人们保健意识逐渐增强,精油广泛应用于美容、瘦身、推拿、刮痧等领域。薰衣草精油是精油中的"万能油",有近70种药理作用,对于受损皮肤组织,如刀伤、灼伤等有明显的修复作用,被称为"香草之后"。玫瑰精油号称"液体黄金",可作为香料添加到食品、化妆品和香水中。

在日常生活中,生姜精油泡脚可以祛风除湿;艾草精油滴于下腹部进行按摩,可以温经通络、祛寒止痛,缓解宫寒引起的痛经问题;一些精心调配制成的精油,还可以帮助戒烟,因为它会带来类似吸烟的放松与舒适感。

二、化学组成

挥发油所含成分比较复杂,一种挥发油中常常由数十种到数百种成分组成,其化学组成比较复杂。如保加利亚玫瑰油中已检出275种化合物。

构成挥发油的成分类型大体上可分为四种,分别为:萜类化合物、芳香族化合物、脂肪族化合物、含硫和含氮的化合物以及它们的含氧衍生物,其中以萜类化合物最为多见。

(一)萜类化合物

挥发油中的萜类成分,主要是单萜、倍半萜及其含氧衍生物,其中含氧衍生物多半是生物活性较强或具有芳香气味的主要组成成分。如松节油中的蒎烯含量为80%左右,薄荷挥发油中含有清凉止痒的薄荷醇8%,樟脑油含樟脑约为50%等。

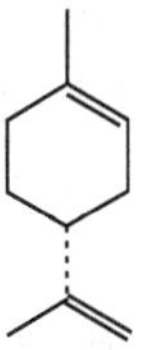

柠檬烯 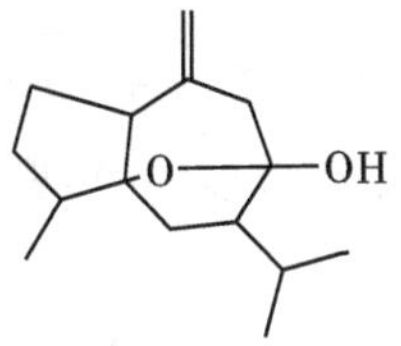　莪术醇 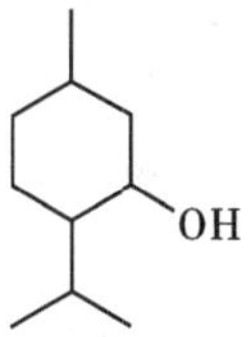　薄荷醇 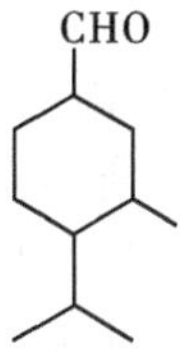　水芹醛

(二)芳香族化合物

大多为苯丙素衍生物,结构多具有 C_6—C_3 基本骨架,在挥发油中所占的比例仅次于萜类化合物,存在也相当广泛。如桂皮挥发油中具有解热镇痛作用的桂皮醛,八角茴香油及茴香油中的主成分茴香醚。

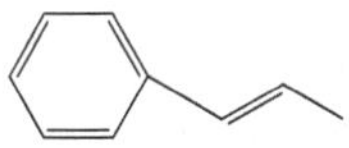

桂皮醛 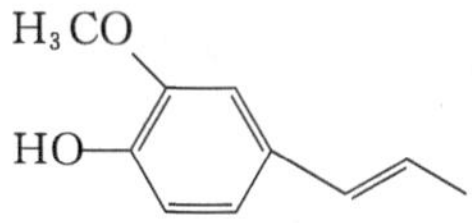　丁香酚 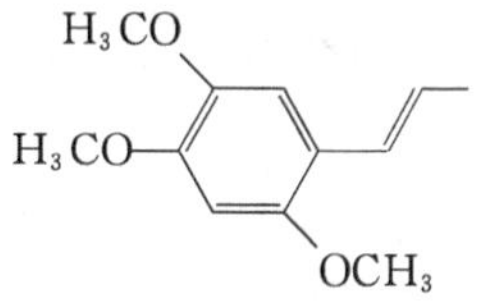　α-细辛醚

(三)脂肪族化合物

多为一些小分子链状化合物,具有挥发性。如鱼腥草挥发油中的鱼腥草素,具有抗菌作用,可用于治疗慢性气管炎。

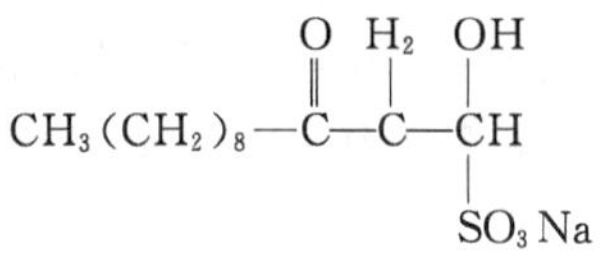

鱼腥草素 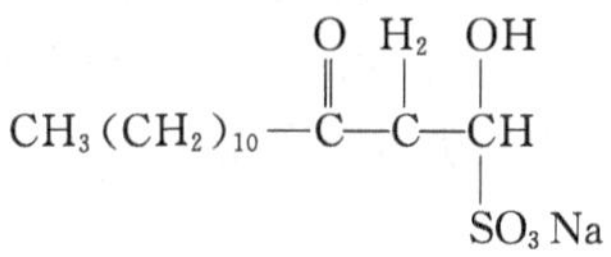　新鱼腥草素

在一些挥发油中还常含有小分子醇、醛及酸类化合物。如正壬醇存在于陈皮挥发油中,异戊醛存在于橘子、柠檬、薄荷、香茅等挥发油中,异戊酸存在于啤酒花、迷迭香等挥发油中。

(四)含氮、含硫等杂原子的化合物

少数挥发油中有含硫和含氮的化合物,往往有刺激或不愉快的气味,是一些挥发油样物质。如大蒜油是大蒜中大蒜氨酸经酶水解后产生的物质,其中的大蒜辣素,具有抗菌、抗结核、抗滴虫的功效,临床可治疗痢疾、百日咳、肺结核、头癣及阴道滴虫等症。

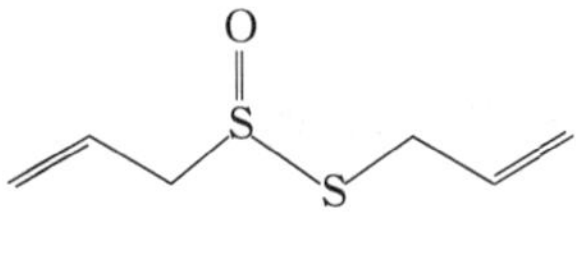

大蒜辣素

三、性质

(一)性状

1. 颜色

挥发油在常温下大多为无色或微黄色的油状液体,有少数溶有色素而显现出一定的颜色。如在挥发油分馏时,高沸点馏分可见到美丽的蓝色、紫色或绿色的现象时,表示可能有薁类化合物的存在。洋甘菊油含有薁类化合物而显蓝色,苦艾油显蓝绿色,麝香草油显红色。

2. 气味

大多数挥发油具有强烈的香气,少数有其他特殊的气味,如鱼腥草油有鱼腥味、土荆芥油有臭气。挥发油的气味往往作为其品质优劣或鉴别的重要依据。

3. 形态

挥发油在常温下为透明液体,有的在冷却时其主要成分可能结晶析出,这种析出物习称为"脑",如薄荷脑、樟脑等,滤除脑的挥发油称之为"脱脑油"。

4. 挥发性

挥发油在常温下可自行挥发不留任何痕迹,这是挥发油与脂肪油的显著区别。该性质可用作油斑试验区别挥发油和脂肪油,还可用于水蒸气蒸馏法提取挥发油。

5. 溶解度

从化学组成上看,挥发油为有机化合物,分子极性小,根据"相似相溶"原理,挥发油易溶于石油醚、乙醚、三氯甲烷、苯和二硫化碳等有机溶剂中,难溶于水。在高浓度的乙醇中能全部溶解,而在低浓度乙醇中只能溶解一定数量。挥发油在水中只能溶解极少量的含氧化合物,医药上常用这一性质制备成芳香水剂,如薄荷水等。

(二)稳定性

挥发油对光、空气和热均比较敏感,挥发油与空气、光线长期接触会逐渐氧化变质,使其相对密度增加、颜色变深、失去原有的香气,并逐渐聚合成树脂样物质,不能再随水蒸气蒸馏。因此,挥发油制备方法的选择是很重要的,其产品应贮存于棕色瓶内,装满、密塞并在阴凉处低温保存。

(三)物理常数

挥发油是由多种成分组成的混合物,由于各种挥发油的化学成分种类及比例基本稳定,所以其物理常数有一定的范围,据此可以根据物理常数鉴别不同类型的挥发油。

1. 相对密度

挥发油的相对密度在 0.85~1.065。多数挥发油密度比水小,习称"轻油";少数挥发油密度比水大,如丁香油、桂皮油等,习称"重油"。

2. 折光率

具有强折光性,折光率在 1.43~1.61。折光率是评价挥发油质量的首选理化指标。

3. 比旋度

挥发油为混合物,基本上都含有手性碳,具有光学活性,比旋度在 +97°~-117°范围内。

4. 沸点

挥发油无确定的沸点,通常沸点在 70~300℃,可用分馏法分离。

四、提取方法

(一)水蒸气蒸馏法

挥发油与水不相混合,当受热后,二者蒸气压的总和与大气压相等时,溶液即开始沸腾,继续加热则挥发油可随水蒸气蒸馏出来。因此,天然药物中挥发油成分可采用水蒸气蒸馏法来提取。

水蒸气蒸馏法是从中草药中提取挥发油最常用的方法,根据操作方式的不同,分为共水蒸馏法和通入水蒸气蒸馏法。共水蒸馏法是将已粉碎的药材放入蒸馏器中加水浸泡后,直接加热蒸馏,或者将原材料置于有孔隔层板网上,当产生的蒸气通过原料时,使挥发油与水蒸气一起蒸出。此法操作简单,但因原料易受强热而焦化,或使成分发生分解,所得的挥发油芳香性气味发生变化,从而降低挥发油应有的品质;通入水蒸气蒸馏法,是将水蒸气通入待提取的药材中,使挥发油和水蒸气一起蒸出,避免了直火高温对挥发油质量的影响。

实验室中还可以直接使用挥发油测定器提取挥发油。挥发油测定器分为轻油型和重油型两种,提取相对密度小于1的挥发油应选择轻油型挥发油提取器,提取相对密度大于1的挥发油应选择重油型挥发油提取器,提取装置见图6-1。

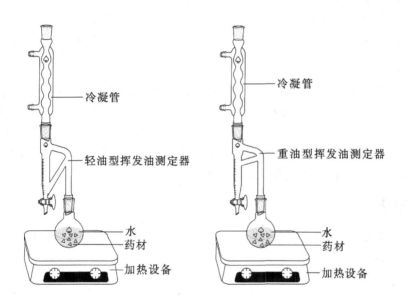

图6-1 挥发油提取装置

采用水蒸气蒸馏法得到的馏出液中,大多数挥发油难溶于水而与水分层,如果挥发油在水中溶解度不大、不易分层,可采用盐析法,使挥发油自水中析出,或盐析后用低沸点亲脂性有机溶剂萃取,然后低温蒸去萃取溶剂即得挥发油。

(二)浸取法

对不宜用水蒸气蒸馏法提取的挥发油原料,可以直接利用有机溶剂进行浸取。常用的方法有油脂吸收法、溶剂萃取法、超临界流体萃取法。

1. 油脂吸收法

油脂类一般具有吸收挥发油的性质,往往利用此性质提取热敏性的贵重挥发油。如玫瑰油和茉莉花油的提取,通常用无臭味的猪油 3 份和牛油 2 份的混合物,均匀地涂在玻璃板两面,然后将此玻璃板嵌入木制框架中,在玻璃板上面铺放金属网,网上放一层新鲜花瓣,这样一个个的木框玻璃板重叠起来,花瓣被包围在两层脂肪的中间,挥发油逐渐被油脂所吸收,待脂肪充分吸收芳香成分后,刮下脂肪,即为"香脂"。吸收挥发油后的油脂可直接供香料工业使用,也加入无水乙醇共搅,醇溶液减压蒸去乙醇即得精油。此法成本较高,但所得挥发油香味纯正。

2. 溶剂萃取法

选用极性较小的有机溶剂如乙醚、石油醚(30～60℃)、二硫化碳、四氯化碳、苯等,采用回流浸出法或冷浸法,提取液减压蒸去溶剂即得浸膏。此法所得浸膏会使其他脂溶性无效成分如树脂、油脂、蜡等也同时被提出。一般用热乙醇溶解浸膏,放置冷却,过滤除去沉淀后,减压蒸去乙醇即可得较纯的挥发油。

3. 超临界流体萃取法

二氧化碳超临界流体萃取法与溶剂萃取技术相似,具有低温处理、防止氧化和热解的优点,萃取效率高、没有溶剂残留、可以通过程序升压,用这种技术提取所得的挥发油气味芳香纯正,与原料相同,明显优于其他方法。在月见草、桂花、柠檬、生姜等药材的挥发油的提取应用上均获得了良好的效果。但由于工艺技术要求高,设备费用投资大,在我国应用还不普遍。

(三) 冷压法

此法适用于挥发油含量较高的新鲜药材,如橘、柑、柠檬果皮等原料,可经撕裂、捣碎冷压后静置分层,或用离心机分出油分,即得粗品。此法在常温下进行,产品保持原有挥发油的新鲜香味,但所得的挥发油含有水分、黏液质及细胞组织等杂质,需进一步处理,同时此法也很难将挥发油全部压榨出来,需再将压榨后的药渣进行水蒸气蒸馏,才能使挥发油提取完全。例如柠檬油常溶出原料中的叶绿素,而使柠檬油呈绿色。

五、分离方法

从植物中提取出来的挥发油往往为混合物,根据要求和需要,可做进一步分离与纯化,以获得单体成分,常用如下方法处理:

(一) 冷冻处理

将挥发油置于 0℃以下,其中含量较高的成分即析出结晶,与挥发油中的其他成分分离,如无结晶析出可将温度继续降至 −20℃,继续放置。取出结晶再经重结晶可得纯品。例如薄荷油冷至 −10℃,12 小时析出第一批粗脑,油再在 −20℃冷冻 24 小时可析出第二批粗脑,粗脑加热熔融,在 0℃冷冻即可得较纯薄荷脑。此法优点是操作简单,但有时分离不完全,如析出薄荷醇后的挥发油中还含有 50% 的薄荷醇。

(二) 分馏法

此法利用挥发油中成分的沸点不同进行分离。由于挥发油的组成成分对热及空气中的氧较敏感,因此分馏时宜减压进行。通常在 35～70℃/10mmHg 被蒸馏出来的为单萜烯类化合物,在 70～100℃/10mmHg 被蒸馏出来的是单萜的含氧化合物,在更高的温度被蒸馏出来的是倍半萜烯及其含氧化合物。由于挥发油中的有些成分沸点差异较小,故经分离得到的每一馏分,可能仍然是混合物,各馏分可进而采用色谱法等进一步分离。如薄荷油在200~220℃的馏分,主要是薄荷脑,在0℃下低温放置,即可得到薄荷脑的结晶,再进一步重结晶可得纯品。

(三)化学方法

根据挥发油中成分的结构或官能团不同,可用相应的化学试剂处理,使各类成分达到分离的目的。一般可将挥发油分离为碱性成分、酸性成分、中性成分及含羰基的成分等不同类型的几部分。其流程可用图6-2表示。

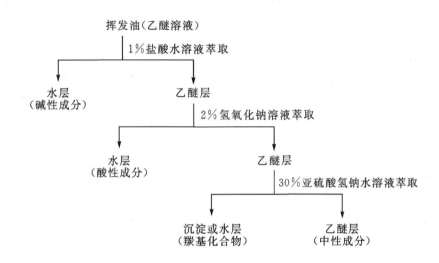

图6-2 挥发油化学法分离流程图

1. 碱性成分的分离

挥发油经过预试若含有碱性成分,可将挥发油溶于乙醚,加10%盐酸或硫酸萃取,分取酸水层,碱化,用乙醚萃取,蒸去乙醚可得碱性成分。

2. 酚、酸性成分的分离

将挥发油溶于等量乙醚中,先以5%的碳酸氢钠溶液直接进行萃取,分出碱水层,加稀酸酸化,用乙醚萃取,蒸去乙醚,可得酸性成分。继用2%的氢氧化钠溶液萃取,分取碱水层,酸化后,用乙醚萃取,蒸去乙醚可得酚性成分。工业上从丁香罗勒油中提取丁香酚就是应用此法。

(四)色谱分离法

色谱法中以硅胶和氧化铝吸附柱色谱应用最为广泛,以石油醚、己烷、乙酸乙酯等组成的混合溶剂为流动相进行洗脱。此外,还可采用硝酸银柱色谱进行分离,这是根据化合物中双键的多少和位置不同,与硝酸银形成络合物的难易程度和稳定性的差别,而得到色谱分离。一般硝酸银浓度为2%~2.5%较为适宜。

由于挥发油的组成成分多而复杂,分离多采用分馏法与色谱法相结合,往往得到较好的效果。气相色谱是研究挥发油组成成分的好方法,有些研究应用制备性气-液色谱,成功地将挥发油成分分开,使所得纯品能进一步应用四大波谱加以确切鉴定。制备性薄层色谱结合波谱鉴定,也是常用的方法。

六、检识

(一)一般检识

将挥发油制成的石油醚溶液或将挥发油直接滴在滤纸上,如滤纸上的油斑在空气中挥散,则可能含有挥发油;如果油斑不消失,则可能含有油脂。

(二)物理常数检识

折光率、相对密度、比旋度是鉴定挥发油常用的物理常数。如折光率不合格,则其余项目无须再测定,表明该挥发油的品质不合格。

(三)化学常数的测定

化学常数不仅反映了挥发油含氧衍生物和双键的含量,还可以作为检查挥发油质量优劣的依据。当挥发油发生变质时,含氧衍生物的量会增加,不饱和双键减少,化学常数中的酸值、酯值、皂化值会相应增高,碘价会相应降低。

1. 酸值

酸值是代表挥发油中游离羧酸和酚类成分含量的指标。以中和1g挥发油中游离酸性成分所消耗氢氧化钾的毫克数表示。

2. 酯值

酯值是代表挥发油中酯类成分含量的指标。用水解1g挥发油中所含酯所需要的氢氧化钾毫克数表示。

3. 皂化值

皂化值是代表挥发油中所含游离羧酸、酚类成分和结合态酯总量的指标。它是以中和并皂化1g挥发油含有的游离酸性成分与酯类所需氢氧化钾的毫克数表示。实际上皂化值是酸值与酯值之和。测定挥发油的pH值,如呈酸性,表示挥发油中含有游离酸或酚类化合物;如呈碱性,则表示挥发油中含有碱性化合物;如挥发性碱类等。

4. pH值

测定挥发油的pH值,如呈酸性反应,表示挥发油中含有游离酸或酚类化合物;如呈碱性反应,则表示挥发油中含有碱性化合物,如挥发性碱类等。

(四)官能团的鉴定

1. 酚类

将挥发油少许溶于乙醇中,加入三氯化铁的乙醇溶液,如产生蓝、蓝紫或绿色,表示挥发油中有酚类物质存在。

2. 羰基化合物

用硝酸银的氨溶液检查挥发油,如发生银镜反应,表示有醛类等还原性物质存在。挥发油的乙醇溶液加2,4-二硝基苯肼、氨基脲、羟胺等试剂,如产生结晶衍生物沉淀,表明有醛或酮类化合物存在。

3. 不饱和化合物和薁类衍生物

于挥发油的氯仿溶液中滴加溴的氯仿溶液,如红色褪去表示油中含有不饱和化合物,继续滴加溴的氯仿溶液,如产生蓝色、紫色或绿色,则表明油中含有薁类化合物。此外,在挥发油的无水甲醇溶液中加入浓硫酸时,如有薁类衍生物应产生蓝色或紫色反应。

4. 内酯类化合物

于挥发油的吡啶溶液中,加入亚硝酰铁氰化钠试剂及氢氧化钠溶液,如出现红色并逐渐消失,表示油中含有 α、β 不饱和内酯类化合物。

(五)色谱检识

挥发油的色谱检识可用薄层色谱法、气相色谱法和气相色谱-质谱(GC/MS)联用法。

目标检测

一、选择题

(一)A 型题

1. 单萜类化合物分子中的碳原子数为
   A. 10 个   B. 15 个   C. 5 个   D. 20 个   E. 25 个

2. 挥发油中的芳香化合物多为以下哪种的衍生物
   A. 苯酚   B. 苯甲醇   C. 苯甲醛   D. 苯丙素   E. 苯甲酸

3. 单萜的代表式是
   A. C_5H_8 B. $(C_5H_8)_2$ C. $(C_5H_8)_4$ D. $(C_5H_8)_6$ E. $(C_5H_8)_3$

4. 挥发油不具有的通性是
   A. 特殊气味   B. 挥发性   C. 几乎不溶于水
   D. 稳定性   E. 具有一定的物理常数

5. 组成挥发油的主要成分是
   A. 脂肪族化合物   B. 芳香族化合物   C. 二萜类
   D. 二倍半萜类   E. 单萜、倍半萜及其含氧衍生物

6. 以溶剂法提取挥发油时,首选的溶剂是
   A. 95% 乙醇   B. 三氯甲烷   C. 四氯化碳
   D. 石油醚(60~90℃)   E. 石油醚(30~60℃)

7. 用于鉴定挥发油组成成分的有效方法是
   A. 纸色谱   B. 气相色谱   C. 紫外光谱
   D. 分馏   E. 重结晶

8. 挥发油在低温下析出的结晶,一般称为
   A. 陈   B. 腙   C. 脑   D. 复合物   E. 以上均错误

9. 挥发油中具有颜色的成分是
   A. 单萜酸   B. 单萜烯   C. 单萜醛   D. 薁类   E. 以上均错误

10. 属于倍半萜类的化合物是
    A. 龙脑   B. 梓醇苷   C. 紫杉醇   D. 青蒿素   E. 穿心莲内酯

(二)B 型题

A. 紫杉醇   B. 丹参酮ⅡA   C. 梓醇

D. 穿心莲内酯　　　　　　　　E. 薄荷醇

1. 具有抗炎作用,临床用于治疗急性菌痢、胃肠炎、咽喉炎、感冒发热等
2. 具有清凉和麻醉作用,可用于镇痛和止痒
3. 用于治疗卵巢癌、乳腺癌和肺癌
4. 具有活血化瘀作用,治疗心绞痛效果明显
5. 地黄中降血糖作用的主要有效成分,并有较好的利尿和迟缓性泻下作用

(三) X 型题

1. 属于萜类性质的是
   A. 多具有手性碳　　　　　B. 易溶于水　　　　　　　C. 溶于醇
   D. 易溶于亲脂性有机溶剂　　E. 均具挥发性
2. 下列关于挥发油性质的描述正确的是
   A. 易溶于石油醚、乙醚、三氯甲烷及浓乙醇　　　　B. 相对密度多小于1
   C. 涂在纸片上留下永久性油迹　　　　　　　　　　D. 较强的折光性
   E. 多有旋光性
3. 常用于分离、鉴定挥发油的色谱法为
   A. 硅胶吸附色谱法　　　　B. 氧化铝吸附色谱法　　　C. 气相色谱法
   D. 离子交换色谱法　　　　E. 大孔吸附色谱
4. 组成挥发油的萜类成分主要有
   A. 单萜　　　　　　　　　B. 三萜　　　　　　　　　C. 倍半萜
   D. 含氧倍半萜　　　　　　E. 二倍半萜
5. 挥发油的提取方法包括
   A. 水蒸气蒸馏法　　　　　B. 溶剂提取法　　　　　　C. 冷压法
   D. 油脂吸收法　　　　　　E. 超临界流体萃取法

二、简答题

1. 什么是萜类化合物?构成萜类化合物的基本单元是什么?
2. 什么是挥发油?挥发油由哪些化合物组成?
3. 提取挥发油常用的方法有哪些?各适用于哪些范围?

第七章 皂苷与强心苷类化合物

学习目标

【掌握】皂苷的结构分类、溶解性、表面活性、溶血性、皂苷的提取、分段沉淀法和胆甾醇沉淀法分离的基本知识,强心苷类化学成分的结构特点和分类、显色反应。

【熟悉】皂苷的性状、显色反应、皂苷元的提取、色谱法分离,强心苷类化学成分的水解性、原生苷与次生苷的提取与分离方法。

【了解】皂苷与强心苷类化学成分的含义、分布、生物活性。

第一节 皂苷类化合物

皂苷是一类结构较复杂的化合物,因其水溶液剧烈振摇时能产生大量持久的肥皂样泡沫,且不因加热而消失,故名皂苷。皂苷广泛分布于如五加科、豆科、远志科、桔梗科、石竹科、薯蓣科、百合科、玄参科等高等植物中,另外有些低等植物和海洋生物中,如茯苓、海参等也含有皂苷类成分。皂苷具有多种生物活性,如甘草中的甘草酸有祛痰、止咳和抑制病毒复制作用;远志皂苷具有镇咳、祛痰及中枢镇静作用;柴胡皂苷有镇静、止痛、解热和抗炎作用。

一、结构类型

皂苷由皂苷元和多分子的糖或糖醛酸(通常为低聚糖)缩合而成。组成皂苷的糖常见有 D-葡萄糖、D-半乳糖、L-阿拉伯糖、L-鼠李糖、D-木糖、D-葡萄糖醛酸以及 D-半乳糖醛酸等。

皂苷结构比较复杂,有多种分类方法。按照皂苷分子中糖链数目的不同,可分为单糖链皂苷、双糖链皂苷和三糖链皂苷;按照皂苷分子中是否含有酸性基团(如羧基),可将皂苷分为中性皂苷和酸性皂苷;按照皂苷在生物体的形成状态分为原生皂苷和次生皂苷。目前,最常用的分类方法是根据皂苷元的化学结构不同,将皂苷分为甾体皂苷和三萜皂苷。

(一)甾体皂苷

甾体皂苷元为含27个碳原子的甾体衍生物,具有螺甾烷的基本骨架,其结构通式为:

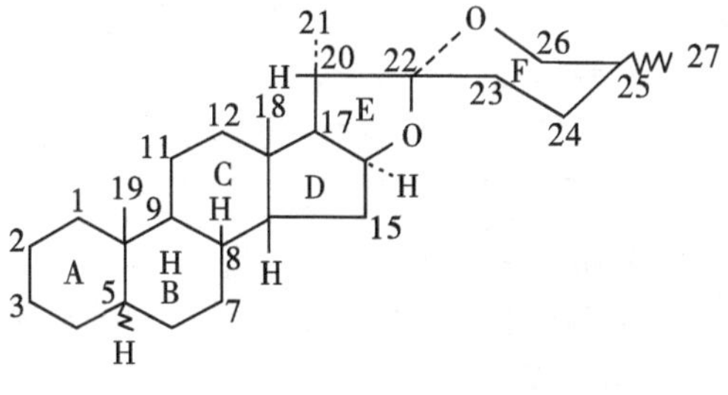

如上所示,甾体皂苷分子结构由 A、B、C、D、E、F 六个环组成。分子结构中含有多个羟基,C_3 一般有一个 β 构型的羟基,常与糖结合成苷。因分子中一般不含羧基,呈中性,故甾体皂苷又称中性皂苷。

(二) 三萜皂苷

三萜皂苷在植物界分布比甾体皂苷广泛，种类也多。其皂苷元是三萜类衍生物，一般含有30个碳原子，由6个异戊二烯单位组成基本骨架。因苷元分子中多含羧基，故又称为酸性皂苷。根据皂苷元的结构，三萜皂苷可分为四环三萜皂苷和五环三萜皂苷两大类。

1. 四环三萜皂苷

四环三萜皂苷的苷元除了含30个碳的化合物外，也有31个碳和32个碳的衍生物。其基本骨架与甾体相似，亦具有环戊烷骈多氢菲的基本母核，但在C_{17}位上有由8个碳原子组成的侧链，多为β构型；在甾核的C_4位上存在偕二甲基，并在C_{14}位上比甾醇类多一个甲基。四环三萜皂苷元主要有以下类型，见表7-1。

表7-1 四环三萜皂苷元的结构类型

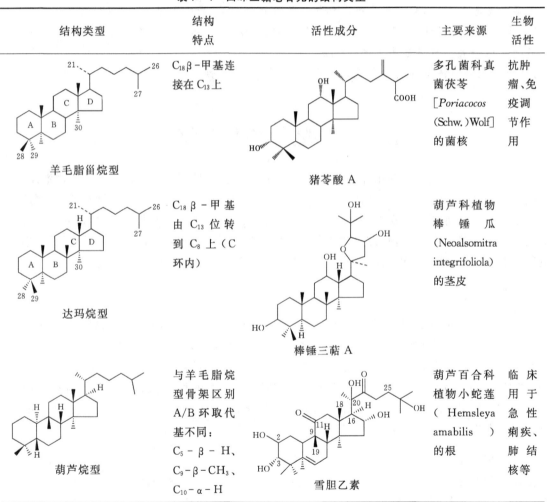

2. 五环三萜皂苷

五环三萜皂苷元类型数目较多，目前已发现的有15种以上，在中药中常见的主要类型有以下三种，见表7-2。

表7-2 五环三萜皂苷元的结构类型

结构类型	结构特点	活性成分	主要来源	作用
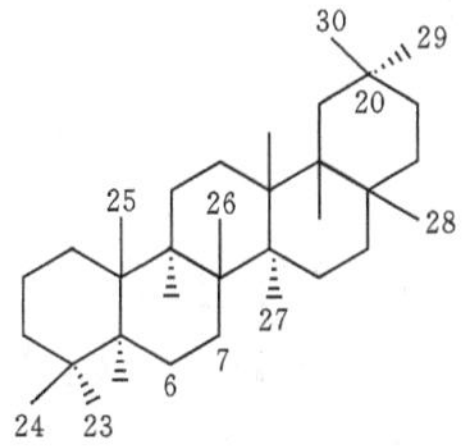 齐墩果烷型（β-香树脂烷型）	C_{29}、C_{30}甲基同时连接在C_{20}上	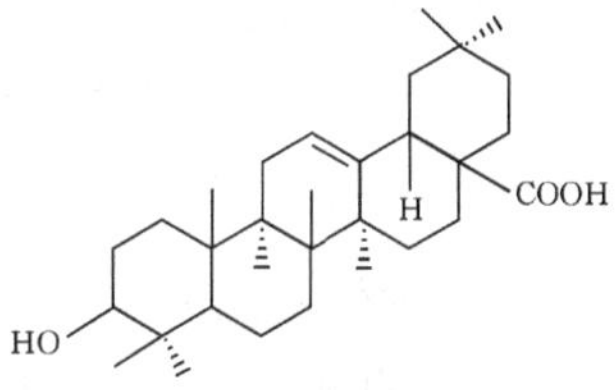 齐墩果酸	齐墩果叶、女贞果实、青叶胆全草等	具有明显的降低谷丙转氨酶、促进肝细胞再生、抗炎、强心、利尿、抗肿瘤等作用
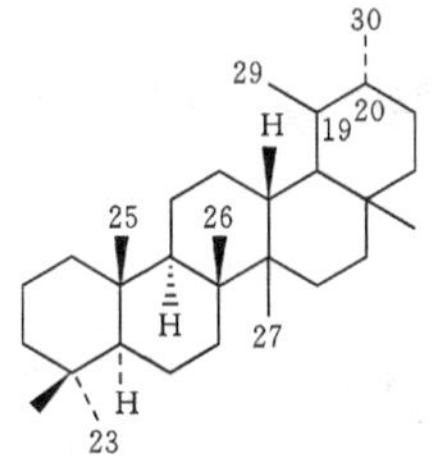 乌苏烷型（α-香树脂烷型）	C_{29}、C_{30}甲基分别连接在C_{19}、C_{20}上	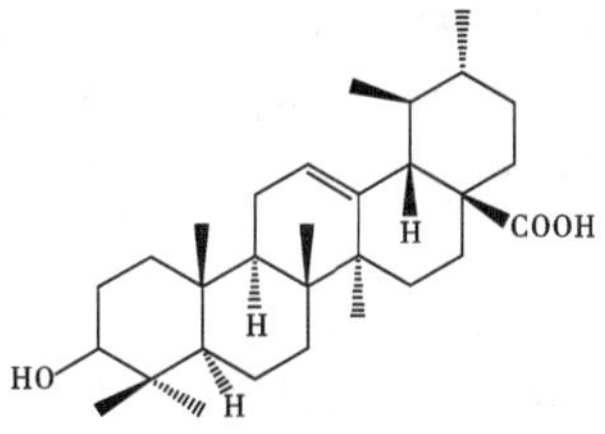 熊果酸	熊果叶、女贞叶、栀子果实等	具有镇静、抗炎、抗菌、抗溃疡、降低血糖、抗氧化等作用
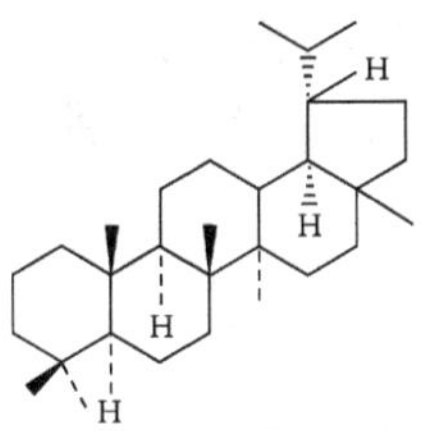 羽扇豆烷型	E环为五元环，C_{19}为α型异丙烷或异丙烯基取代	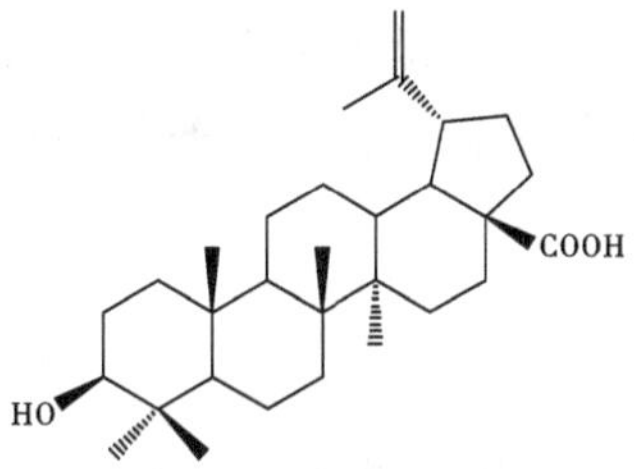 白桦酸	酸枣仁、桦树皮、天冬等	抗HIV和抗肿瘤作用

二、理化性质

（一）性状

皂苷因分子较大，多为白色无定形粉末，不易结晶，极少数为晶体（如常春藤皂苷为针状晶体），而其苷元大多有完好的结晶。一般味苦而辛辣，对人体各部位的黏膜有较强的刺激性，尤以鼻黏膜最为敏感。有些皂苷可反射性刺激呼吸道黏液腺分泌，稀释浓痰，易于咳出，从而止咳化痰。皂苷多具吸湿性，保存时应注意保持干燥。皂苷熔点较高，常于熔融前分解，故无明显熔点。

（二）溶解性

皂苷多数极性较大，一般可溶于水，易溶于热水、稀醇，难溶于丙酮，几乎不溶于苯、乙醚等亲脂性溶剂。皂苷在含水丁醇或戊醇中有较大的溶解度，可常利用此性质从皂苷水溶液中用正丁醇或戊醇萃取，从而与亲水性大的糖类、蛋白质等成分分离。

若皂苷水解成次级皂苷后,因分子中糖的数目减少而极性降低,从而在水中的溶解度也随之降低,易溶于中等极性的醇、丙酮、乙酸乙酯等。

皂苷元不溶于水,易溶于石油醚、苯、乙醚、三氯甲烷等亲脂性有机溶剂。

皂苷有一定的助溶性能,可促进其他成分在水中的溶解。

(三)表面活性(发泡性)

皂苷因分子结构中同时具有亲水性基团和亲脂性基团,可降低水溶液表面张力,其水溶液经强烈振摇后能产生持久性的泡沫,并不因加热而消失。蛋白质的水溶液经振摇后也有泡沫产生,但在加热后因蛋白质变性而泡沫消失,依此性质区别两种成分。利用皂苷的发泡性,可将其制成清洁剂或乳化剂,也可利用皂苷产生泡沫的情况与 pH 值相关的性质,区别三萜皂苷与甾体皂苷。甾体皂苷在碱水中能形成稳定泡沫。方法如下:取两支试管,分别加入 0.1mol/L HCl 和 0.1mol/L NaOH 各 5mL,再各加皂苷水提液 0.5mL,强力振摇 1 分钟,如两管形成泡沫高度或持久时间相同,说明样品中含三萜皂苷;若碱管的泡沫高于较酸管泡沫高度或持续时间长几倍,则说明样品中含甾体皂苷。

(四)溶血性

皂苷又称为皂毒素,是因为大多数皂苷能与红细胞膜中胆甾醇形成不溶于水的复合物,破坏红细胞正常渗透性,使细胞内的渗透压增高,最终导致红细胞破裂溶血。故大多数皂苷不宜制成注射剂。皂苷口服后无溶血现象,可能与其在胃肠道中不被吸收有关。皂苷溶血作用的强弱不同可用溶血指数表示。溶血指数是指在一定条件下(同一来源红细胞、等渗、恒温等)能使血中红细胞完全溶解的最低溶血浓度。如薯蓣皂苷的溶血指数为 1∶400 000,甘草皂苷的溶血指数为 1∶40 000。

 知识拓展

皂苷的溶血作用和分子结构的关系

1. 和糖的部分有关:单糖链皂苷的溶血作用显著,而某些双糖链皂苷却没有溶血作用,需经酶转化成单糖链皂苷后才具有溶血作用。

2. 与皂苷元结构有关:人参总皂苷无溶血现象,但是经过分离后的以人参三醇及齐墩果酸为苷元的 B 型和 C 型人参皂苷却有显著的溶血作用,而以人参二醇为苷元的 A 型人参皂苷则有抗溶血作用。

3. 某些植物的树脂、脂肪酸、挥发油也溶血。

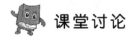 **课堂讨论**

含有皂苷的药物临床应用时应注意什么?

(五)显色反应

皂苷在无水条件下,与强酸(硫酸、磷酸)、中强酸(三氯乙酸)或某些 Lewis 酸(三氯化锑、五氯化锑、氯化锌)作用,产生颜色变化或荧光现象,但这些试剂的专属性较差。其常用的显色反应有：

1. 醋酐-浓硫酸反应（Liebermann – Burchard 反应）

取少量皂苷样品溶于醋酐中，加入醋酐-浓硫酸试剂（20∶1）数滴，呈现黄→红→紫→蓝→绿的颜色变化。甾体皂苷最后呈现绿色，而三萜皂苷只能转变为红或蓝或紫色，最后不出现绿色。此法可初步鉴别甾体皂苷和三萜皂苷。

2. 三氯甲烷-浓硫酸反应（Salkowski 反应）

将皂苷溶于氯仿，加入浓硫酸，氯仿层显红色或蓝色，浓硫酸层有绿色荧光。

3. 三氯乙酸反应（Rosen – Heimer 反应）

将皂苷的三氯甲烷溶液滴在滤纸上，再喷洒 25% 三氯乙酸乙醇试剂，加热，即显红色，渐变成紫色。甾体皂苷需加热到 60℃，即显色反应较快，而三萜皂苷需加热至 100℃ 才能显色，反应较慢。

4. 五氯化锑反应（Kahlenberg 反应）

皂苷与五氯化锑的三氯甲烷溶液反应呈紫色。用三氯化锑结果相同。

5. 冰醋酸-乙酰氯反应（Tschugaeff 反应）

皂苷溶于冰醋酸中，加入乙酰氯数滴及氯化锌结晶数粒，稍加热，显淡红色或紫红色。

三、提取与分离

(一)提取

1. 皂苷的提取

采用不同浓度的乙醇或甲醇作为提取溶剂，然后回收溶剂，将残渣溶于水后过滤，滤液再用石油醚、苯等亲脂性有机溶剂萃取，除去油脂、色素等脂溶性杂质后，用正丁醇萃取，则皂苷转溶于正丁醇中，而糖类等水溶性杂质留在水中，分取正丁醇溶液，回收正丁醇，可得粗制总皂苷。

也可先用石油醚或苯将药材进行脱脂处理，去除油脂、色素后再用乙醇或甲醇为溶剂加热提取。因多数皂苷难溶于冷乙醇或冷甲醇，冷却提取液后皂苷形成沉淀析出。或将醇提取液适当浓缩后，再加入适量的丙酮或乙醚，皂苷以沉淀形式析出。某些酸性皂苷可先加碱水溶解再加酸酸化后沉淀析出，从而与其他成分分离。

2. 皂苷元的提取

一般可将粗皂苷加酸水解后，再利用皂苷元的溶解性，用弱极性有机溶液萃取。也可直接将药材加酸水解，使其生成皂苷元，再用有机溶剂萃取。

加酸水解皂苷时，要注意在剧烈的水解条件下，皂苷元结构有可能发生变化从而得不到原始皂苷元。应适当降低反应条件或改用温和的水解方法，也可先用酶解法再用酸水解，以缩短水解时间，并能提高皂苷元收率。

(二)精制与分离

1. 分段沉淀法

利用皂苷难溶于乙醚、丙酮等溶剂的性质，先将粗总皂苷溶于少量的甲醇或乙醇中，然后逐滴加入乙醚或丙酮（或二者的混合溶液），皂苷则按照极性由大到小的顺序从溶液中以沉淀形式先后析出。但此法很难得到单一的皂苷成分。

2. 胆甾醇沉淀法

利用甾体皂苷可与胆甾醇生成难溶性的分子复合物的性质,从而与其他水溶性成分分离,达到精制目的。先将粗皂苷溶于少量乙醇中,再加入胆甾醇的饱和醇溶液,直至不再析出沉淀为止(混合后需稍加热)。滤集沉淀,用水、乙醇、乙醚依次洗涤,以除去糖类、色素、油脂及游离的胆甾醇。最后将沉淀干燥,用乙醚连续回流提取。此时皂苷与胆甾醇形成的分子复合物分解,胆甾醇溶于醚中,残留物为较纯的皂苷。

3. 色谱法

用上述方法精制时,除少数皂苷可获得单体成分外,一般只是除去大部分杂质,获得了相对纯的皂苷。若需要更进一步分离出单体化合物,常采用色谱法。

(1)分配色谱法　皂苷极性较大,通常采用分配柱色谱法。常用水饱和的硅胶作为支持剂,用三氯甲烷-甲醇-水、二氯甲烷-甲醇-水等极性较大的溶剂系统进行梯度洗脱。

(2)吸附色谱法　常用硅胶为吸附剂,用于分离亲脂性皂苷元。

(3)高效液相色谱法　常采用反相色谱柱,用甲醇-水或乙腈-水等溶剂为流动相分离和纯化皂苷效果良好。

(4)大孔树脂吸附法　药材甲醇提取物用水溶解,上树脂柱,先用水洗去糖类杂质,再用乙醇梯度洗脱。初步分离后还需进一步用硅胶柱色谱或高效液相色谱分离得皂苷单体。此外,也可采用凝胶过滤法分离皂苷类化合物,通常采用 Sephadex LH-20,以甲醇为洗脱剂。

【实例分析】

实例1　从穿山龙中提取薯蓣皂苷元

穿山龙为薯蓣科植物穿龙薯蓣(*Dioscorea nipponica* Makino)的根茎,性平、味苦,具有祛风除湿、舒筋通络、活血止痛、止咳平喘的功效。用于风湿痹病,关节肿胀,疼痛麻木,跌扑损伤,闪腰岔气,咳嗽气喘。穿山龙及薯蓣属植物根茎含有大量的薯蓣皂苷,属于甾体皂苷,其苷元俗称薯蓣皂素,是制药工业中合成甾体激素和甾体避孕药的重要原料。

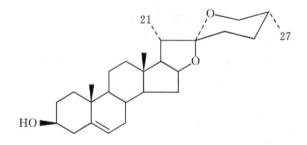

薯蓣皂苷元

1. **酶水解提取法**

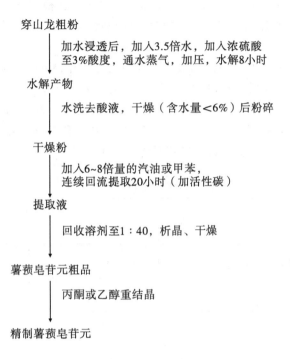

穿山龙粗粉

↓ 加水浸透后，加入3.5倍水，加入浓硫酸至3%酸度，通水蒸气，加压，水解8小时

水解产物

↓ 水洗去酸液，干燥（含水量<6%）后粉碎

干燥粉

↓ 加入6~8倍量的汽油或甲苯，连续回流提取20小时（加活性碳）

提取液

↓ 回收溶剂至1∶40，析晶、干燥

薯蓣皂苷元粗品

↓ 丙酮或乙醇重结晶

精制薯蓣皂苷元

2. **预发酵提取法**

穿山龙粗粉

↓ 加水浸泡12小时，再加水（为原料量的1.5~2倍），40℃恒温发酵2天

发酵后原料

↓ 加3%硫酸（为原料量的3倍），于152kPa，116~120℃水解3小时

水解后原料

↓ 水洗去酸料，干燥，用石油醚或汽油连续回流提取

提取液

↓ 浓缩后析晶，重结晶

薯蓣皂苷元

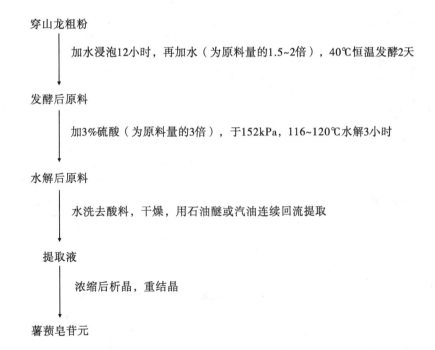

酶水解法提取收率仅为2%，且耗时长，仍有一部分皂苷未水解从而影响收率；而采用预发酵法处理，缩短水解时间的同时也提高了薯蓣皂苷元的收率。

实例 2　从人参中提取人参皂苷元

人参为五加科植物人参（*Panax ginseng* C. A. Mey.）的根及根茎，是传统名贵中药，具有大补元气、复脉固脱、补脾益肺、生津养血、安神益智的功效。用于体虚欲脱，肢冷脉微，脾虚食少，肺虚喘咳，津伤口渴，内热消渴，气血亏虚，久病虚羸，惊悸失眠，阳痿宫冷。

人参含皂苷、多糖和挥发油等多种化学成分，其中人参皂苷（ginsenoside）为其主要有效成分。人参根中的皂苷含量为 4% 左右，其中须根含量高于主根，全植物中以花蕾的皂苷含量最高。人参中的人参皂苷元有如下三种类型：A 型、B 型和 C 型。A 型、B 型四环三萜为达玛烷型衍生物，C 型是五环三萜齐墩果烷型衍生物（表 7-3）。B 型和 C 型皂苷有明显的溶血作用，而 A 型人参皂苷则有抗溶血作用，人参总皂苷无溶血作用。

表 7-3　人参中皂苷的化学结构

苷元结构、名称	人参皂苷	糖	
		R_1	R_2
A 型（20-S）原人参三醇	Rb_1	$glc^2{-}^1glc$	$glc^6{-}^1glc$
	Rb_2	$glc^2{-}^1glc$	$glc^6{-}^1arba$ 吡喃糖
	Rc	$glc^2{-}^1glc$	$glc^6{-}^1arba$ 呋喃糖
	Rd	$glc^2{-}^1glc$	glc
	Rh_2	glc	glc
B 型（20-S）原人参二醇	Re	$glc^2{-}^1rham$	glc
	Rf	$glc^2{-}^1glc$	H
	Rg_1	glc	glc
	Rg_2	$glc^2{-}^1rham$	H
	Rh_1	glc	H
C 型齐墩果酸型	R_0	葡萄糖醛酸$^2{-}^1glc$	glc

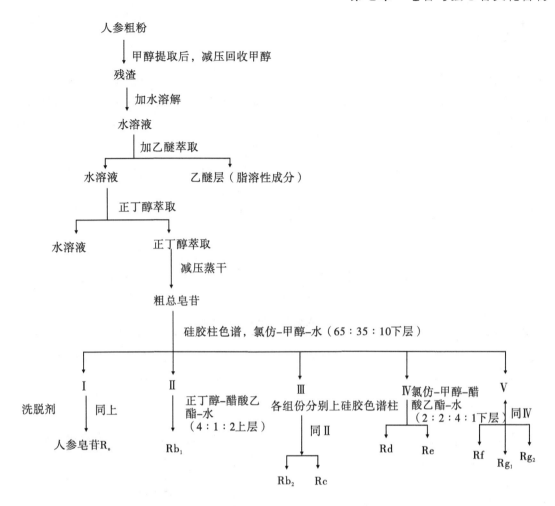

第二节 强心苷类化合物

强心苷类化合物(cardiac glycosides)是由具甾体母核的强心苷元与糖缩合成的一类具有强心作用的甾体苷类化合物。

强心苷类化合物在自然界分布广泛,主要存在于一些有毒植物中,如毛花洋地黄、黄花夹竹桃、铃兰、毒毛旋花子、海葱等。强心苷类化合物主要分布于夹竹桃科、玄参科、百合科、毛茛科、萝藦科等,尤其在玄参科和夹竹桃科植物中最多,其他如十字花科、卫矛科、桑科等植物中也有。强心苷主要以苷的形式存在于植物的果、叶或根中。在动物体内至今尚未发现强心苷类成分。中药蟾酥所含的强心成分为蟾毒配基及其与脂肪酸或氨基酸形成的酯类,因不结合糖,故不属于苷类。因毒性太大,临床上多用于解毒消肿,很少用作强心药。

强心苷类化合物对心脏有显著的生物活性,能使心肌收缩作用增强,可用于治疗慢性心功能不全及心律失常等心脏疾病。但剂量要适当,稍过量即导致中毒。

一、结构类型

(一)强心苷元的结构

强心苷元结构包括甾体母核和不饱和内酯环两部分,根据 C_{17} 位连接的不饱和内酯环的不同可将其分为甲型强心苷元和乙型强心苷元,见表 7-4。

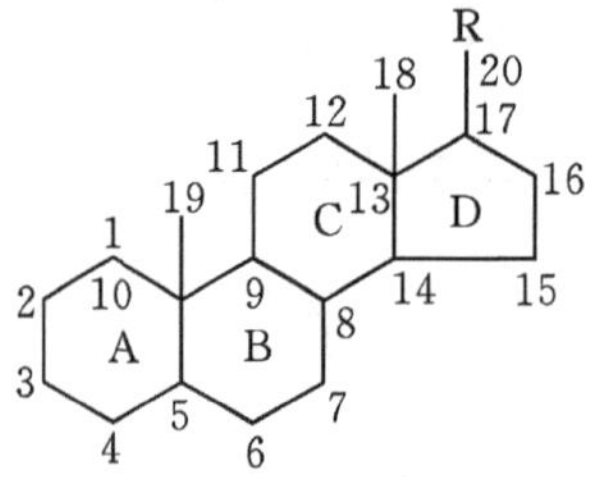

R=五元或六元不饱和内酯环

强心苷元

表 7-4 强心苷类化学成分的结构类型

结构类型	结构特点	活性成分	主要来源	作用与用途
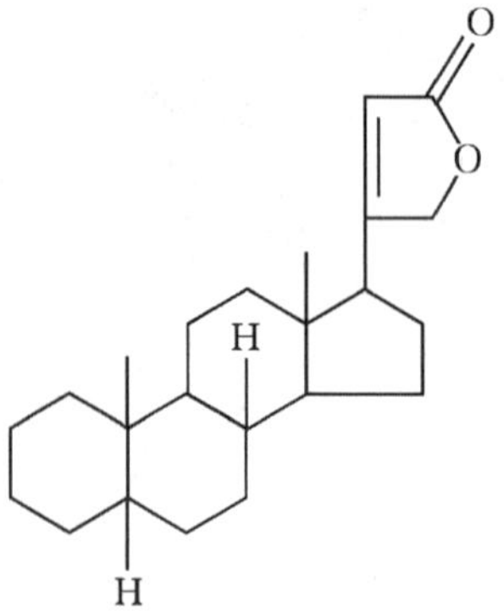 强心甾烯类 (甲型强心苷元) (此类较多)	C_{17} 位连接五元不饱和内酯环	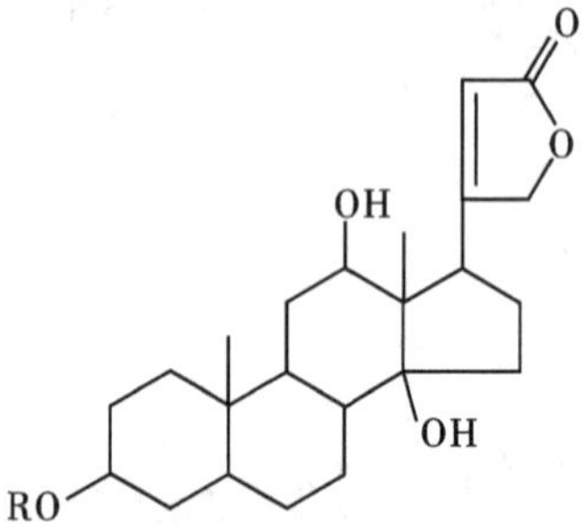 毛花洋地黄苷丙 R=(洋地黄毒糖)$_2$-3-乙酰洋地黄毒糖-葡萄糖	玄参科植物毛花洋地黄(Digitalis lanata Ehrh.)的叶	临床用于治疗急性心力衰竭及心房颤动、扑动等,是制备强心药西地兰(cedilanid-D)(又称去乙酰毛花苷丙)和地高辛(digoxin)(又称异羟基洋地黄毒苷)的主要原料

结构类型	结构特点	活性成分	主要来源	作用与用途
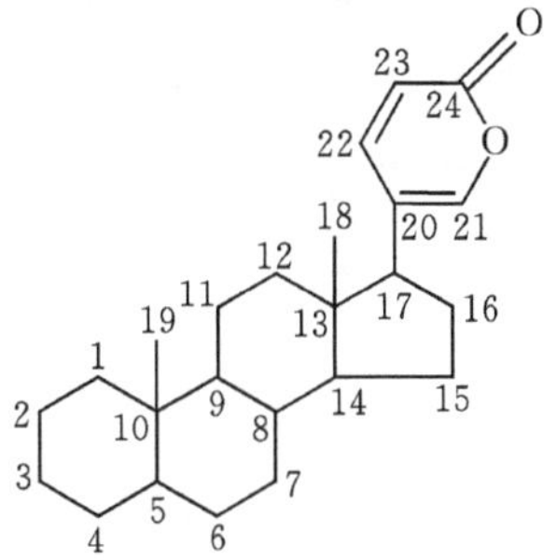 海葱甾二烯类（蟾蜍甾二烯类）（乙型强心苷元）（此类较少）	C_{17}位连接六元不饱和内酯环	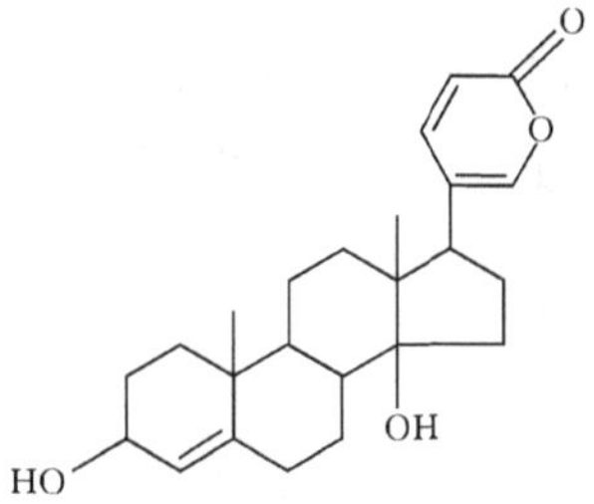 海葱苷元	海葱（*Scilla maritima* L.）	增加心肌收缩力的作用强且有较强的利尿作用，适用于治疗各种心力衰竭（包括肾功能不全）

(二) 糖部分

强心苷中连接的糖常见的有20多种，根据它们C_2位上有无羟基可分为以下α-去氧糖和α-羟基糖两种，其中α-去氧糖主要见于强心苷中，在其他苷中较少见，是强心苷区别于其他苷类成分的一个重要特征。常见的糖有如下几种：

1. α-羟基糖（2-羟基糖）

除植物界常见的 D-葡萄糖（D-glucose）外，还有 L-鼠李糖（L-rhamnose）、L-呋糖（L-fucose）、D-鸡纳糖（D-quinovose）、L-黄花夹竹桃糖（L-thevetose）、D-洋地黄糖（D-digitalose）等。

2. α-去氧糖（2-去氧糖）

如 D-洋地黄毒糖（D-digitoxose）、D-加拿大麻糖（D-cymarose）、L-夹竹桃糖（L-oleandrose）、D-沙门糖（D-sarmentose）等。

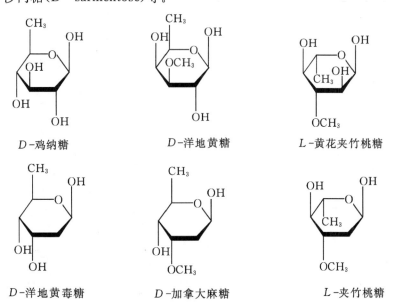

(三)糖和苷元的连接方式

根据强心苷元所连接糖的不同可将强心苷分为以下三种类型：

Ⅰ型：苷元-(2,6-二去氧糖)x-(D-葡萄糖)y，如紫花洋地黄苷 A（purpurea glycoside A）、K-毒毛花苷（K-strophanthoside）。

Ⅱ型：苷元-(6-去氧糖)x-(D-葡萄糖)y，如黄花夹竹桃苷甲（thevetin A）。

Ⅲ型：苷元-(D-葡萄糖)y，如绿海葱苷（scilliglaucoside）。

天然存在的强心苷类以Ⅰ型、Ⅱ型居多，Ⅲ型较为少见。

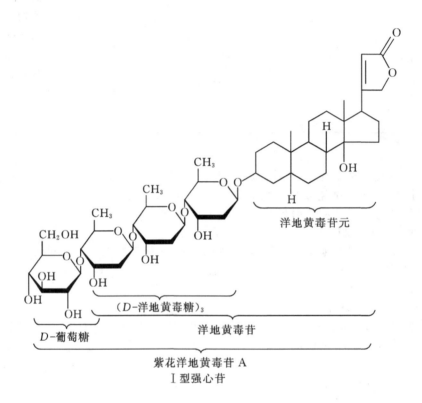

紫花洋地黄毒苷 A
Ⅰ型强心苷

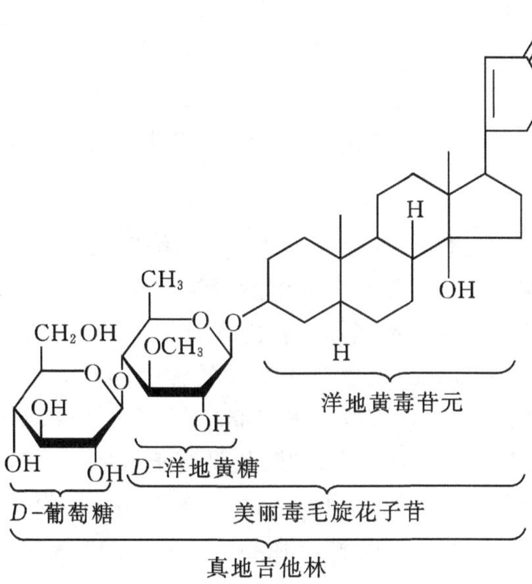

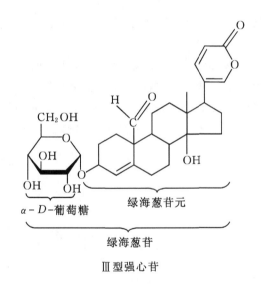

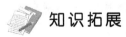 知识拓展

强心苷的强心作用与结构之间的关系

不饱和内酯环：甾体母核 C_{17} 位的不饱和内酯环应为 β 构型，若为 α 构型或开环，强心作用很弱或消失；甾体母核的 A、B 环顺、反稠和均可，但 C、D 环必须为顺式稠和，否则活性消失；苷元与 α-去氧糖连接形成的强心苷类化合物具有较强的生物活性，但同时毒性亦强；与葡萄糖连接形成的苷则随糖的数目增加而下降，未来有可能发展成为更安全的药物。

二、理化性质

(一)性状

强心苷多为无色结晶或无定形粉末,味苦,有旋光性,多为左旋,对黏膜有刺激性。

(二)溶解性

强心苷一般可溶于水、甲醇、乙醇、丙酮等极性溶剂,微溶于乙酸乙酯、含醇的三氯甲烷,难溶于乙醚、苯、石油醚等非极性溶剂。但强心苷的溶解性还与分子中所含糖基的数目、糖基的种类以及苷元上所含羟基的多少和位置不同等多种因素有关。许多原生苷分子中因糖基数目较多,水溶性大于相应的次生苷和苷元。但也要注意糖的种类和苷元中羟基的数目对整个分子溶解性的影响,如去氧糖多的强心苷常有较强的亲脂性;苷元上羟基数目越多,亲水性越强,如乌本苷(ouabain)为单糖苷,但分子中有 8 个羟基,故易溶于水(1∶75),难溶于三氯甲烷,而洋地黄毒苷(digitoxin)虽为三糖苷,但整个分子中只有 5 个羟基,故难溶于水(1∶10 000),而易溶于三氯甲烷(1∶40),表现出一定的亲脂性。强心苷苷元上的羟基所处位置若易形成分子内氢键时,则水溶性减小。

(三)水解反应

强心苷的苷键可被酸或酶催化水解,分子中的内酯环或其他酯键还能被碱水解。

1. 酸水解

(1)温和酸水解 用稀酸(0.02～0.05mol/L)在含水的醇中短时间加热回流(半小时至数小时),能使 I 型强心苷水解为苷元和糖。此法特点是能使苷元与 α-去氧糖之间、α-去氧糖与 α-去氧糖之间的苷键水解断裂,但 α-去氧糖与 α-羟基糖之间、α-羟基糖与 α-羟基糖之间的苷键在此条件下不易水解断裂。故水解产物为苷元和糖(α-去氧糖、双糖或三糖等)。例如:

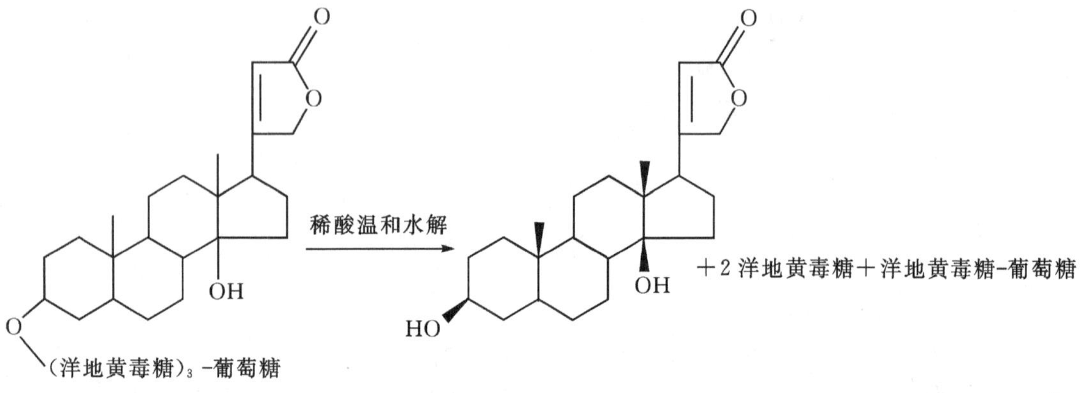

紫花洋地黄苷 A →(稀酸温和水解) 洋地黄毒苷元 ＋2 洋地黄毒糖＋洋地黄毒糖-葡萄糖

注意本法不适于 C_{16} 位有甲酰基的洋地黄强心苷类。本法虽反应条件温和,但 16 位甲酰基依然可被水解,从而得不到原有结构的苷元。

(2)强烈酸水解 II 型和 III 型强心苷,用 3%～5% 的盐酸或硫酸水解。水解条件酸度提高的同时,延长水解时间或同时加压,可使苷元与糖之间及糖与糖之间的苷键全部水解。但由于反应条件剧烈,苷元容易脱水生成脱水苷元从而发生水解而得不到原有结构的苷元。例如:

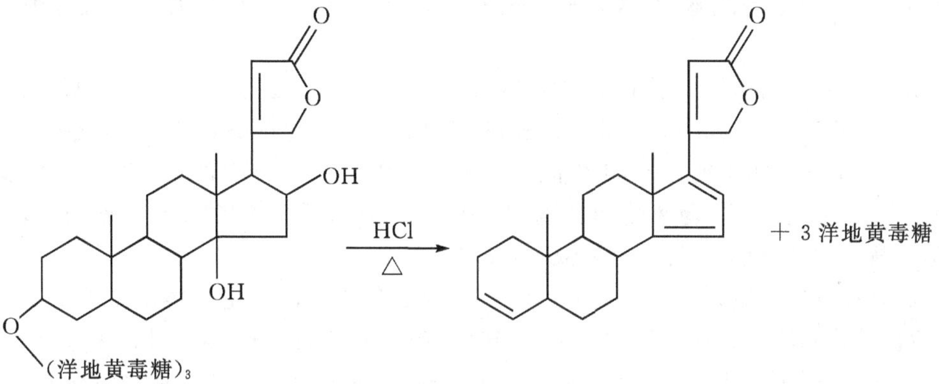

羟基洋地黄毒苷 $\xrightarrow{HCl,\triangle}$ 脱水羟基洋地黄毒苷元 + 3 洋地黄毒糖

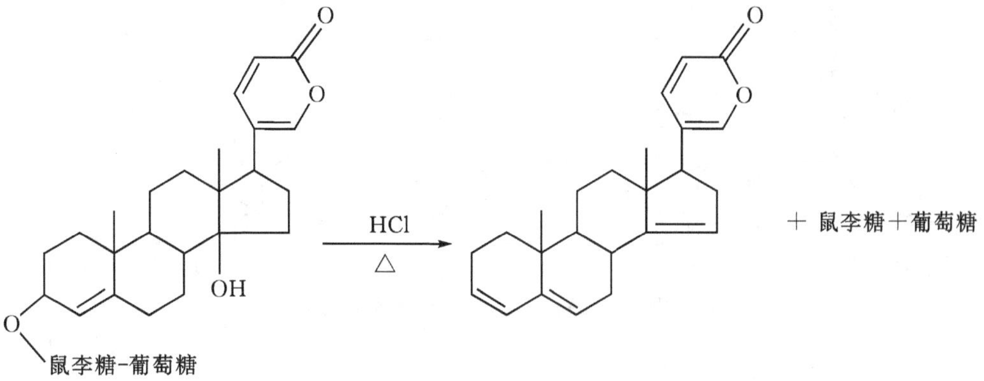

海葱苷 A $\xrightarrow{HCl,\triangle}$ 脱水海葱苷元 A + 鼠李糖 + 葡萄糖

2. 酶水解

酶催化水解具有专属性,在含强心苷的植物体内,只含有可水解葡萄糖的酶,而无水解 α-去氧糖的酶,故只能水解去掉分子中的葡萄糖而保留 α-去氧糖生成次生苷。例如:

紫花洋地黄苷 A $\xrightarrow{\text{紫花苷酶}}$ 洋地黄毒苷[洋地黄毒苷元-O-(D-洋地黄毒糖)$_3$] + 葡萄糖

K-毒毛花苷 $\xrightarrow{\beta\text{-葡萄糖苷酶}}$ K-毒毛花次苷[毒毛花苷元-O-加拿大麻糖-D-葡萄糖] + 葡萄糖

K-毒毛花苷 $\xrightarrow{\text{毒毛旋花子双糖酶}}$ 加拿大麻苷[毒毛花苷元-O-加拿大麻糖] + 2 分子葡萄糖

植物体中所含的酶并不能水解所有的强心苷,来源于其他生物中的水解酶如蜗牛酶(来自蜗牛消化液,是一种混合酶)几乎能水解所有苷键,能逐个将强心苷分子中的糖基水解,直至获得苷元。此外,糖及苷元的种类不同,水解的难易程度也不同,如强心苷分子中的糖基有乙酰基时,酶水解较慢;甲型强心苷也较乙型强心苷难被酶水解。

3. 碱水解

碱性试剂不能使强心苷的苷键水解,但可使分子中的酰基水解、内酯环开裂。其中最易被碱水解的是α-去氧糖上的酰基,其次是羟基糖和苷元上的酰基,内酯环的水解难度则相对大些。

在各种水解强心苷的碱性试剂中,碳酸氢钠、碳酸氢钾只能使α-去氧糖上的酰基水解;氢氧化钙、氢氧化钡不仅能水解α-去氧糖上的酰基,羟基糖和苷元上的酰基也可被水解。

氢氧化钠、氢氧化钾水解能力强,不仅能使上述苷元和糖上的所有酰基都水解,还能使强心苷的内酯环开环。内酯环在氢氧化钠、氢氧化钾的水溶液中可开环,酸化后重新闭环,为可逆反应。但在氢氧化钠、氢氧化钾的醇溶液中,反应不可逆。

甲型强心苷在氢氧化钠、氢氧化钾的醇溶液中,内酯环开环后发生异构化而不能重新闭合,可发生双键转位和质子转移,双键由20(22)转为20(21),从而生成C_{22}活性次甲基,可与许多显色剂缩合显色,可用于此类强心苷类成分的定性检识;而乙型强心苷在在氢氧化钠、氢氧化钾的醇溶液中,无法发生双键转位和质子转移,从而不能生成活性次甲基。

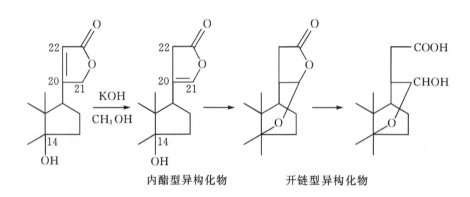

(四)显色反应

从强心苷的结构上看,可根据其甾体母核、不饱和内酯环和α-去氧糖这三部分的特殊化学反应来选择相应的检识试剂。

1. 甾体母核的颜色反应

甾体化合物在无水条件下,可与强酸(如硫酸、磷酸、高氯酸)、中强酸(如三氯乙酸)或Lewis酸(如三氯化锑、五氯化锑等)发生作用产生不同的颜色变化或荧光。常见的显色反应如下:

(1)醋酐-浓硫酸(Liebermann-Burchard)反应 将试样溶于冰醋酸,加浓硫酸-醋酐(1:20)试剂数滴,反应液呈黄→红→蓝→紫→绿等变化,最后褪色。

(2)氯仿-浓硫酸(Salkowski)反应 将试样溶于三氯甲烷,沿试管壁加入浓硫酸,静置,三氯甲烷层呈血红色或青色,硫酸层有绿色荧光。

(3)三氯醋酸(Rosen-Heimer)反应 将试样溶于三氯甲烷,加25%的三氯醋酸的乙醇溶液显红色。

(4)冰醋酸-乙酰氯反应(Tschugaeff反应) 试样溶于冰醋酸中,加乙酰氯数滴及氯化锌结晶数粒,稍加热,呈现淡红色或紫色。

(5) 三氯化锑或五氯化锑反应（Kahlenberg 反应）　将试样的醇溶液点于滤纸上，喷 20% 三氯化锑（或五氯化锑）的三氯甲烷溶液（不含乙醇和水），于 100℃ 加热 3～5 分钟，显蓝紫色。

2. C_{17} 位上不饱和内酯环的颜色反应

甲型强心苷在碱性醇溶液中，由于五元不饱和内酯环上的双键转位，可产生 C_{22} 活性亚甲基，能与下列试剂反应而显色。乙型强心苷在碱性醇溶液中不能产生活性亚甲基，因而无此类反应。可利用此性质区分甲型强心苷与乙型强心苷，也可以作为薄层色谱或纸色谱的显色剂。

(1) 亚硝酰铁氰化钠试剂（Legal 反应）　将试样 1～2mg 溶于 2～3 滴吡啶中，加 3% 亚硝酰铁氰化钠溶液和 2mol/L 氢氧化钠溶液各 2 滴，反应液呈深红色，渐渐褪去。

(2) 间二硝基苯试剂（Raymond 反应）　将试样 1mg 溶于少量 50% 乙醇，加 1% 间二硝基苯的乙醇溶液 0.1mL，摇匀后再加 20% 氢氧化钠溶液 0.2mL，反应液呈紫红色。

(3) 3,5-二硝基苯甲酸试剂（Kedde 反应）　取样品的乙醇溶液 1mL，加入 3,5-二硝基苯甲酸试剂（将 2% 的 3,5-二硝基苯甲酸甲醇或乙醇溶液和 2mol/L 氢氧化钾溶液等量混合）3～4 滴，反应液呈红色或深红色。

(4) 碱性苦味酸试剂（Baljet 反应）　取样品的乙醇溶液 2mL，加入碱性苦味酸试剂（1% 苦味酸甲醇或乙醇溶液和 5% 氢氧化钠水溶液等量混合）数滴，放置 15 分钟，反应液呈橙色或橙红色。

3. α-去氧糖的颜色反应

(1) 三氯化铁-冰醋酸（Keller-Kiliani）反应（又称 K-K 反应）　将试样溶于冰醋酸中，加 20% 三氯化铁水溶液 1 滴后，沿试管壁徐徐加入浓硫酸，观察界面和醋酸层的颜色变化。如有 α-去氧糖存在，醋酸层（上层）显蓝色，界面的颜色随浓硫酸对苷元所起的作用而逐渐向下层扩散，具体颜色随苷元上羟基和双键的位置和数目不同而异。

此反应为 α-去氧糖的特征反应，含游离的 α-去氧糖及在此条件下能水解出游离的 α-去氧糖的苷都能显色。但对 α-去氧糖与葡萄糖或其他羟基糖连接的二糖、三糖及其与强心苷元形成的苷类，因在此条件下难以水解出 α-去氧糖，故不呈色。若此反应为阴性，不能完全肯定试样结构中不含 α-去氧糖，故反应结论须慎重。

(2) 呫吨氢醇反应　取试样少许，加入呫吨氢醇试剂（10mg 呫吨氢醇溶于 100mL 冰醋酸中，再加入 1mL 浓硫酸）1mL，沸水浴中加热 3 分钟，只要分子中有 α-去氧糖，无论是游离的还是与其他糖连接，均能呈色。

(3) 对二甲氨基苯甲醛反应　将试样的醇溶液点于滤纸上，喷对二甲氨基苯甲醛试剂（1% 对二甲氨基苯甲醛的乙醇溶液-浓盐酸，4:1），于 90℃ 加热 30 分钟，若分子中有 α-去氧糖，即显灰红色斑点。

课堂讨论

皂苷类成分及强心苷类成分均可发生的显色反应有哪些？

三、提取分离

强心苷类成分在植物体内含量一般都比较低（1% 以下），且同一植物中常含有数十种结构、性质相似的强心苷,同时由于植物体内酶的作用还可生成相应的次生苷,从而增加了成分的复杂性。另外,强心苷常与糖类、皂苷、色素、鞣质等成分共存,往往能影响或改变强心苷在许多溶剂中的溶解性。这些都增加了提取分离工作的难度。

(一)提取

提取强心苷类成分时,应根据强心苷在植物体内的存在形式并结合提取目的设计提取工艺。如提取原生苷时,植物采收后要低温(50~60℃)通风快速干燥、存储期间注意防潮,通常用70%~80%的乙醇为溶剂。提取次生苷时,则要利用酶的活性,采用发酵法,将原料用适量水润湿后,于30~40℃酶解6~12小时。

若原料为种子类药材或含脂类杂质较多时,需先用石油醚或汽油脱脂处理后再提取;若原料为地上部分,可用析胶法除去所含的叶绿素,即将醇提取液浓缩后静置,使叶绿素等脂溶性杂质成胶状沉淀析出,滤过除去,也可采用活性炭吸附除去叶绿素。

提取液中共存的糖、皂苷、水溶性色素、鞣质、酸性及酚性等物质可用氧化铝、聚酰胺吸附法或铅盐沉淀法除去,但需注意强心苷也有可能被吸附而损失。同时还要注意强心苷易受酸、碱的作用,从而发生水解、脱水或异构化,降低其生理活性,故应尽量避免过程中酸或碱的影响。

提取液经上述初步除杂后,可用三氯甲烷和不同比例的三氯甲烷-甲醇(乙醇)溶液依次萃取,将强心苷按极性大小不同分为若干部分,但每一部分仍为极性相似强心苷的混合物,需做进一步分离。

 考点提示

注意强心苷类原生苷和次生苷的提取方法。

(二)分离

混合强心苷的分离可用两相溶剂萃取法、逆流分配法和吸附、分配等色谱法,并对其中含量较高的组分选用适当溶剂反复结晶以获得单体。

多数情况下,由于混合强心苷的组成复杂,往往需要几种方法配合使用,尤其结合各种色谱法进一步分离。

 目标检测

一、名词解释

皂苷　酸性皂苷　强心苷

二、选择题

(一)单项选择题

1. 下列成分的水溶液振摇后能产生大量持久性泡沫,并不因加热而消失的是
　　A. 生物碱　　B. 萜类　　C. 黄酮苷　　D. 皂苷　　E. 蛋白质
2. 从水液中萃取皂苷最好用
　　A. 乙醚　　　　　　B. 丙酮　　　　　　C. 乙酸乙酯
　　D. 正丁醇　　　　　E. 甲醇

3. 制剂时皂苷不适宜的剂型是
   A. 片剂 B. 糖浆剂 C. 合剂
   D. 注射剂 E. 散剂
4. 鉴别三萜皂苷和甾体皂苷的化学方法是
   A. 发泡试验 B. 五氯化锑反应 C. 三氯醋酸反应
   D. 氯仿-浓硫酸反应 E. Legal 反应
5. 含甾体皂苷水溶液,分别加入盐酸(酸管)和氢氧化钠(碱管)后振摇,结果是
   A. 碱管泡沫高于酸管几倍 B. 酸管泡沫高于碱管几倍
   C. 两管泡沫高度相同 D. 两管均无泡沫
   E. 酸管有泡沫,碱管无泡沫
6. α-去氧糖常见于
   A. 强心苷 B. 香豆素苷 C. 黄酮苷
   D. 木脂素苷 E. 皂苷
7. Ⅰ型强心苷的水解中,用下列何法进行水解苷元结构不发生变化
   A. $0.02 \sim 0.05 mol/L$ 盐酸 B. 3%~5% 盐酸
   C. NaOH 水溶液 D. $NaHCO_3$ 水溶液
   E. $Ca(OH)_2$ 水溶液
8. 检测 α-去氧糖的试剂是
   A. 醋酐-浓硫酸 B. 三氯化铁-冰醋酸 C. 五氯化锑
   D. 间二硝基苯 E. 碱性苦味酸
9. 甲型强心苷元与乙型强心苷元的主要区别是
   A. 甾体母核稠合方式 B. C_{10} 位取代基不同 C. C_{13} 位取代基不同
   D. C_{17} 位取代基不同 E. C_8 位取代基不同
10. 用于检测甲型强心苷元的试剂是
    A. 醋酐-浓硫酸 B. 三氯化铁-冰醋酸 C. 三氯化锑
    D. 碱性苦味酸 E. 对二甲氨基苯甲醛

(二)多项选择题
1. 皂苷多具有下列哪些性质
   A. 吸湿性 B. 发泡性 C. 溶血性
   D. 无明显熔点 E. 味苦而辛辣,对黏膜具有刺激性
2. 精制皂苷时,先将粗皂苷溶于甲醇或乙醇,然后加何溶剂可使皂苷析出
   A. 丙酮 B. 丙酮-乙醚(1:1) C. 正丁醇
   D. 乙醚 E. 水
3. 温和酸水解可以切断的苷键是
   A. 苷元与 α-去氧糖之间 B. α-去氧糖之间 C. α-羟基糖之间
   D. 苷元与 α-羟基糖之间 E. α-去氧糖与 α-羟基糖之间
4. 鉴别甲型强心苷元和乙型强心苷元的反应有
   A. Legal 反应 B. Raymond 反应 C. Kedde 反应
   D. Baljet 反应 E. 对二甲氨基苯甲醛

5. 既可以检测皂苷又可以检测强心苷的试剂是
   A. 醋酐-浓硫酸反应　　　　B. 氯仿-浓硫酸反应　　　　C. 三氯化锑反应
   D. 碱性苦味酸反应　　　　E. 对二甲氨基苯甲醛反应

三、简答题

1. 简述皂苷的理化性质。

2. 如何利用显色反应区分甾体皂苷和三萜皂苷？如何利用显色反应区别皂苷和强心苷？如何区别甲型和乙型强心苷类成分？

3.《中国药典》(2015 年版)关于人参的鉴别方法如下：取本品粉末 1g，加三氯甲烷 40mL，加热回流 1 小时，弃去三氯甲烷液，药渣挥干溶剂，加水 0.5mL 搅拌湿润，加水饱和正丁醇 10mL，超声处理 30 分钟，吸取上清液加 3 倍量氨试液，摇匀，放置分层，取上层液蒸干，残渣加甲醇 1mL 使溶解，作为供试品溶液。另取人参对照药材 1g，同法制成对照药材溶液。再取人参皂苷 Rb_1 对照品、人参皂苷 Re 对照品、人参皂苷 Rf 对照品及人参皂苷 Rg_1 对照品，加甲醇制成每 1mL 各含 2mg 的混合溶液，作为对照品溶液。照薄层色谱法(附录Ⅵ B)试验，吸取上述三种溶液各 1～2μL，分别点于同一硅胶 G 薄层板上，以三氯甲烷-乙酸乙酯-甲醇-水(15：40：22：10) 10℃以下放置的下层溶液为展开剂，展开，取出，晾干，喷以 10%硫酸乙醇溶液，在 105℃加热至斑点显色清晰，分别置日光和紫外光灯(365nm)下检视。供试品色谱中，在与对照药材色谱和对照品色谱相应位置上，分别显相同颜色的斑点或荧光斑点。

试问：人参药材粉末为什么先用三氯甲烷加热回流 1 小时，再弃去三氯甲烷液？药渣加水后搅拌湿润，为何用水饱和的正丁醇超声提取？

4.《中国药典》(2015 年版)蟾酥的鉴别方法如下：取本品粉末 0.1g，加三氯甲烷 5mL，浸泡 1 小时，滤过，滤液蒸干，残渣加醋酐少量使溶解，滴加硫酸，初显蓝紫色，渐变为蓝绿色。试问：为何药材粉末用三氯甲烷浸渍提取？为什么此反应最终会显现蓝紫色，渐变为蓝绿色？

第八章　生物碱类化合物

学习目标

【掌握】生物碱的含义，生物碱的溶解性、碱性及其应用，生物碱的沉淀反应，生物碱的提取和分离方法。

【熟悉】生物碱的结构分类，生物碱的色谱鉴定方法。

【了解】生物碱分布、存在形式及典型化合物植物来源、生物活性或用途。

生物碱是自然界中的一类重要的含氮有机化合物，大多数具有较复杂的杂环结构，呈碱性，并且多数具有较强的生物活性。但也有一些例外，如麻黄碱的氮原子不在环内，秋水仙碱几乎没有碱性。有些来源于生物界的化合物如氨基酸、蛋白质、维生素等虽含氮原子却不属于生物碱的范畴。

生物碱在植物界分布广泛，特别是双子叶植物如夹竹桃科、毛茛科、防己科、罂粟科、茄科、茜草科等。单子叶植物中分布较少，如百合科、石蒜科等。裸子植物中很少含有生物碱，仅分布于麻黄科、紫杉科等。低等植物中仅极个别植物中含有生物碱。在动物界中，只发现个别动物含此类成分，如麝香中的麝香吡啶。

对某种植物而言，生物碱往往在某一器官中的含量较高，而在其他器官和组织中也可能少量存在。

在植物体内，大多数生物碱与植物的酸性成分结合成盐；少数生物碱因碱性极弱则呈游离状态存在；极少数生物碱以酯、苷、氮氧化物的形式存在。

生物碱是天然药物中一类重要的有效成分，具有多种显著的生物活性，如黄连中的小檗碱可抗菌消炎，喜树中的喜树碱可抗肿瘤，麻黄中的麻黄碱具有平喘作用。

第一节　生物碱类化合物的结构类型

生物碱的主要结构类型见表8-1。

表 8-1 生物碱的主要结构类型及实例

结构类型	活性成分	植物来源	生物活性
有机胺类生物碱	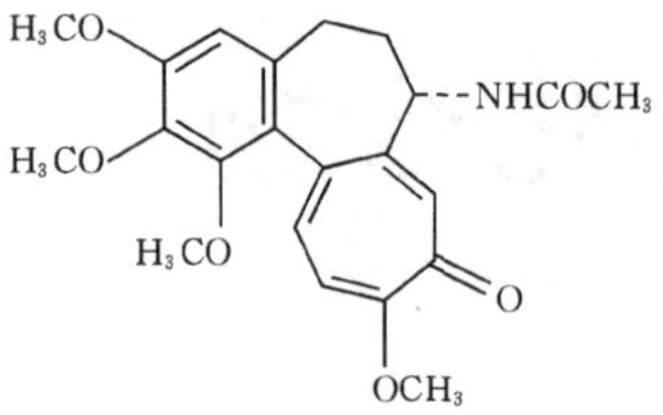 秋水仙碱	百合科植物丽江山慈姑（*Iphigenia indica* Kunth et Benth.）的鲜茎	抗癌
	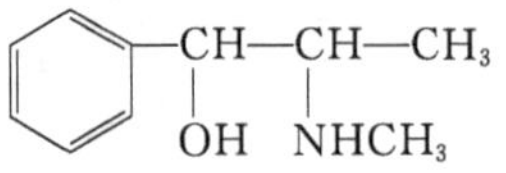 麻黄碱(ephedrine)	麻黄科植物草麻黄(*Ephedra sinica* Stapf)、中麻黄(*Ephedra intermedia* Schrenk et C. A. Mey.)或木贼麻黄(*Ephedra equisetina* Bge.)的干燥草质茎	平喘
吡啶类生物碱	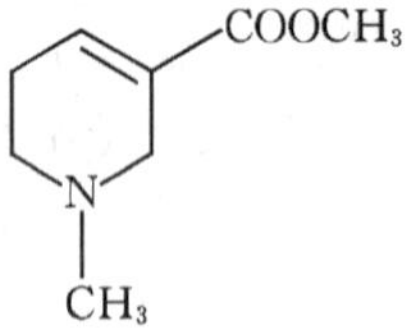 槟榔碱(arecoline)	棕榈科植物槟榔(*Areca catechu* L.)的种子	驱绦虫
莨菪烷类生物碱	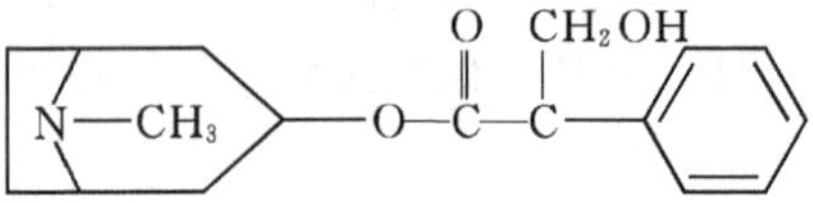 莨菪碱(hyoscyamine)	茄科植物白曼陀罗(*Datura metel* L.)的花	解痉、镇痛和解毒
异喹啉类生物碱	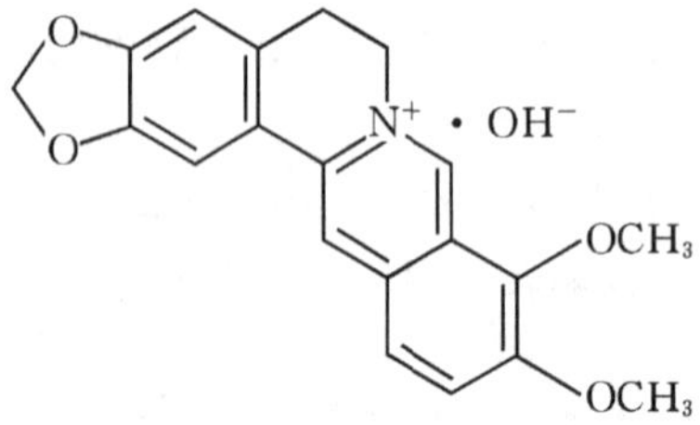 小檗碱(berberine)	毛茛科植物黄连(*Coptis chinensis* Franch.)、芸香科植物黄柏(*Phelloderon amurense* Rupr.)等	抗菌消炎
	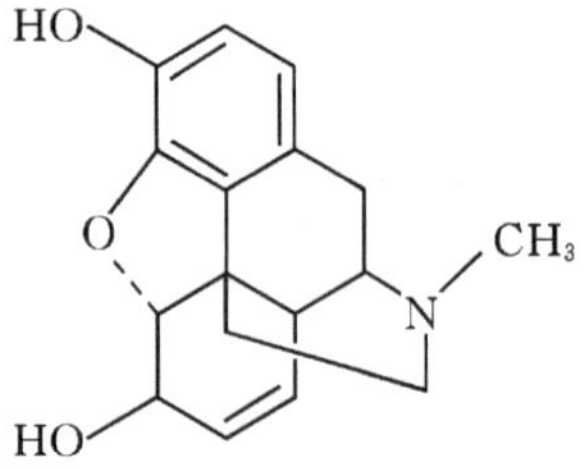 吗啡(morphine)	罂粟科植物罂粟(*Papaver somniferum* L.)的果壳	镇痛

续表

结构类型	活性成分	植物来源	生物活性
吲哚类生物碱	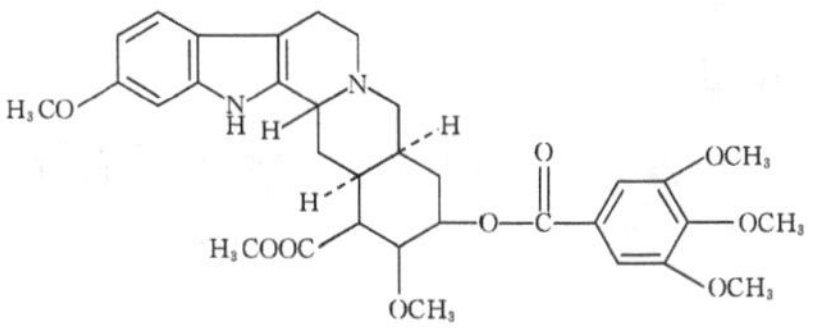 利血平（reserping）	萝芙木	降压
喹啉类生物碱	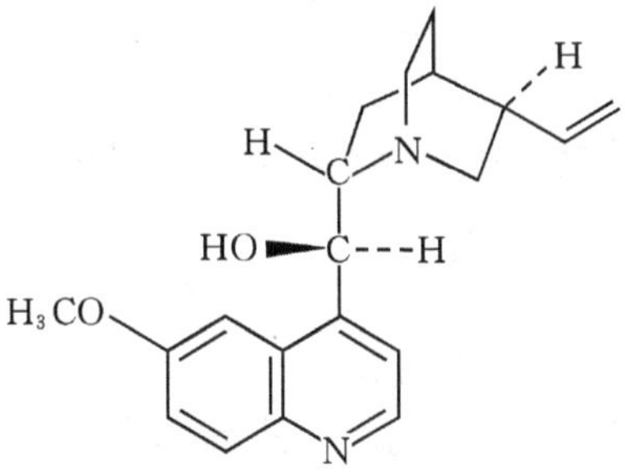 奎宁（quinine）	茜草科植物金鸡纳树及其同属植物的树皮	抗疟
	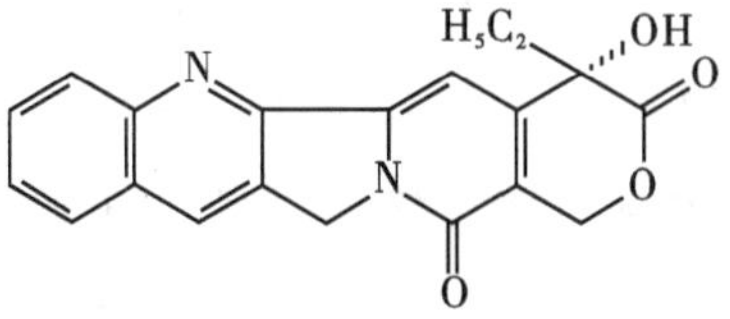 喜树碱（camptothecine）	珙桐科植物喜树（Camptotheca acuminata Decne）的果实、叶	抗癌
其他类生物碱	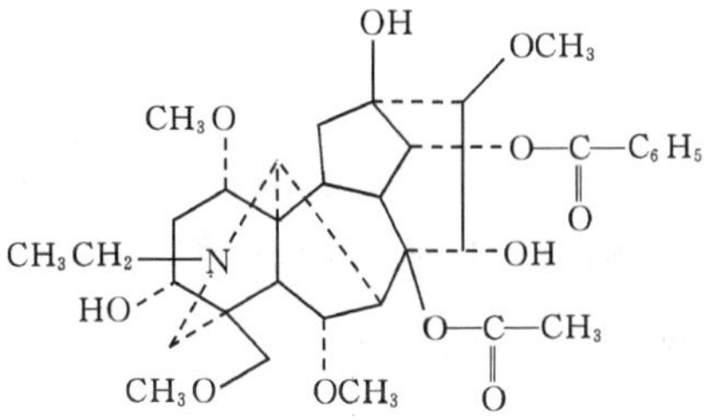 乌头碱（aconitine）	毛茛科植物乌头（Aconitum carmichaeli Kebx.）的根	镇痛

第二节 生物碱类化合物的理化性质

一、性状

大多数生物碱为结晶形固体，味苦，无色或白色。但少数例外，如烟碱（nicotine）、槟榔碱，它们的分子中大多不含氧或氧原子结合成酯键，在常温下为液体。生物碱一般为无色或白色，少数因具有较长的共轭体系而呈色，如小檗碱为黄色。小分子生物碱如麻黄碱具有挥发性，可利用水蒸气蒸馏法提取。极少数生物碱如咖啡因具有升华性。

二、旋光性

具有手性碳原子或本身为手性分子的生物碱,都有光学活性,大多数为左旋光性。

生物碱的旋光性易受 pH、溶剂等因素影响。

生物碱的生物活性和旋光性密切相关。通常左旋体生物活性强于右旋体,如左旋莨菪碱的散瞳作用比右旋莨菪碱强 100 倍。

三、碱性

(一)碱性的产生及强度表示

生物碱分子中的氮原子具有孤电子对,能接受质子或给出电子而显碱性。

$$\mathrm{-N:} + \mathrm{H}^+ = \left(\mathrm{-N:H}\right)^+$$

生物碱　　　生物碱盐

生物碱的碱性强度常用酸式离解指数 pKa 表示。它和碱式离解指数 pKb 的关系是 $pKa = pKw - pKb = 14 - pKb$。

pKa 值越大,碱性越强。可根据 pKa 值将生物碱分为:弱碱性生物碱(pKa 2~7),中强碱性生物碱(pKa 7~11),强碱性生物碱(pKa>11)。化合物结构中的碱性基团与 pKa 值大小的顺序一般是:季铵碱>N-烷杂环>脂肪胺>芳胺≈N-芳杂环>酰胺基≈吡咯。

(二)碱性与分子结构的关系

生物碱的碱性强弱受氮原子的杂化方式、诱导效应、共轭效应、空间效应以及分子内氢键形成等因素的影响。

1. 氮原子的杂化方式

生物碱分子中氮原子上孤电子对的杂化方式有三种形式,即 sp^3(C—N)、sp^2(C=N)和 sp(C≡N)。p 电子成分比例越大,越易供电子,则碱性越强。故其碱性为 sp^3>sp^2>sp。如异喹啉碱性小于四氢异喹啉,季铵碱(如小檗碱)因羟基以负离子形式存在而呈强碱性。

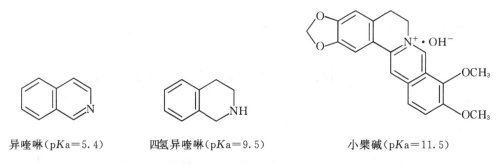

异喹啉(pKa=5.4)　　四氢异喹啉(pKa=9.5)　　小檗碱(pKa=11.5)

2. 诱导效应

如果生物碱分子结构中氮原子附近存在供电基团(如烷基)能使氮原子电子云密度增加,则碱性增强,如仲胺碱性强于伯胺。但由于叔胺结构中的三个甲基阻碍了氮原子接受质子的能力(空间位阻),因而碱性降低。因此三类生物碱的碱性顺序为仲胺>伯胺>叔胺。

NH₃	H₃C—NH₂	H₃C—N(H)—CH₃	H₃C—N(CH₃)—CH₃
pKa 9.75	伯胺 10.64	仲胺 10.70	叔胺 9.74

如果生物碱分子结构中氮原子附近存在吸电子基团(如苯基、羰基、酯基、醚基、羟基、双键等),可使氮原子电子云密度降低,则碱性减弱,如去甲麻黄碱的碱性小于苯异丙胺。

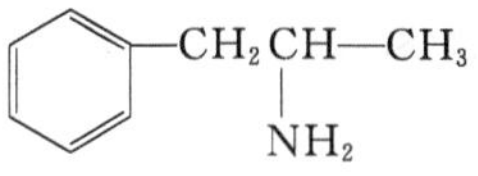

苯异丙胺 (pKa=9.8)   去甲麻黄碱 (pKa=9.0)

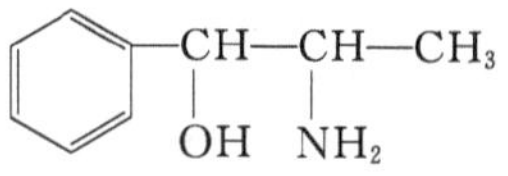

3. 共轭效应

氮原子孤电子对在 p-π 共轭体系时,由于电子云密度平均化趋势可使其碱性减弱,如苯胺氮原子上孤电子对可与苯环形成 p-π 共轭体系,碱性则比环己胺弱得多。

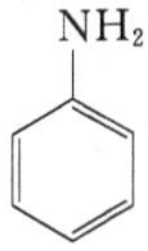

苯胺(pKa=4.58) 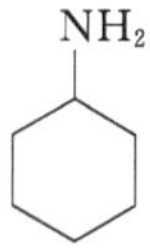   苯胺环己胺(pKa=10.14)

若氮原子处于酰胺结构中,其孤电子对与羰基的 π 电子形成 p-π 共轭,碱性很弱,几乎近于中性。如:

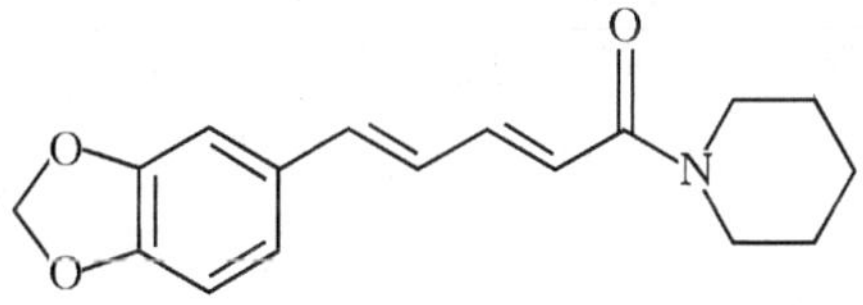

胡椒碱(pKa=1.42) 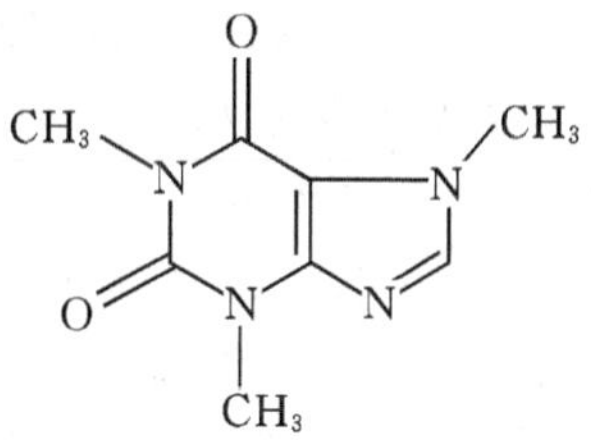   咖啡因(pKa=1.22)

4. 空间效应

虽然质子的体积较小,但当生物碱中的氮原子质子化时,仍受到空间效应的影响,使其碱性增强或减弱。如东莨菪碱的分子结构中,氮原子附近的三元氧环结构形成空间位阻,使其碱性弱于莨菪碱。

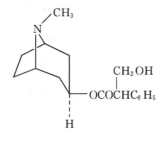
莨菪碱(pKa=9.65)

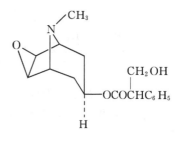
东莨菪碱(pKa=7.50)

5. 分子内氢键形成

生物碱氮原子的孤电子对接受质子生成共轭酸,如果在其附近存在羟基、羰基等取代基团,并且易和生物碱共轭酸分子中的质子形成氢键缔合,从而增加了共轭酸的稳定性,使碱性增强。如麻黄碱与伪麻黄碱成盐后均形成分子内氢键,但稳定性不及后者,故碱性(pKa=9.58)弱于伪麻黄碱(pKa=9.74)。

 知识拓展

复杂情况下生物碱类成分的碱性的判定

在某些生物碱的分子结构中,影响其碱性强弱的因素有时不止一个,需综合考虑。一般来说,空间效应与诱导效应共存时,空间效应居主导地位;共轭效应与诱导效应共存时,共轭效应居主导地位。

四、溶解性

生物碱按其溶解性可分为脂溶性生物碱和水溶性生物碱。

脂溶性生物碱易溶于亲脂性有机溶剂,特别易溶于三氯甲烷,可溶于甲醇、乙醇、丙酮,难溶于水。而其生物碱盐易溶于水,可溶于甲醇和乙醇,不溶于亲脂性有机溶剂。

由于酸的种类不同,所形成的生物碱盐的溶解度也不同。通常情况下,无机酸盐水溶性大于有机酸盐;无机酸盐中含氧酸盐(如硫酸盐、磷酸盐)的水溶性大于卤代酸盐(如盐酸盐);小分子有机酸盐大于大分子有机酸盐。

水溶性生物碱主要指季铵型生物碱和氮氧化物的生物碱(如氧化苦参碱),可溶于水、甲醇、乙醇,难溶于亲脂性有机溶剂。

生物碱分子中若同时含有酚羟基和羧基等酸性基团,则称为两性生物碱。这类生物碱既可溶于酸水,也可溶于碱水。

具有内酯(或内酰胺)结构的生物碱,在碱水中其结构可开环形成羧酸盐而溶于水中。

 课堂讨论

脂溶性生物碱和水溶性生物碱均可溶解的试剂有哪些?生物碱及其盐均可溶解的试剂有哪些?

五、生物碱的检识

(一)沉淀反应

生物碱在酸性水溶液或稀醇溶液中能和某些试剂生成难溶于水的复盐或分子络合物,这类反应成为生物碱沉淀反应,所用试剂称为生物碱沉淀试剂。

生物碱沉淀反应可用于检查生物碱的有无,定性检识时,这些试剂可用于试管定性反应和平面色谱的显色剂。生物碱沉淀反应也可用于检查提取分离是否完全及生物碱的分离和精制。

生物碱沉淀反应通常须在酸性水溶液或稀醇溶液中进行;由于沉淀试剂对每种生物碱的灵敏度不同,有时需选用三种或三种以上生物碱沉淀试剂用于检识。在反应前应排除蛋白质、鞣质等干扰成分,以避免产生假阳性结果;另需注意的是有少数生物碱与某些沉淀试剂并不能产生沉淀,如麻黄碱。

生物碱沉淀试剂的种类很多,常用的见表8-2。

表8-2 常用的生物碱沉淀试剂

试剂名称	化学组成	反应现象及产物
碘-碘化钾(Wagner 试剂)	$KI-I_2$	棕色或褐色沉淀($B \cdot I_2 \cdot HI$)
碘化铋钾(Dragendorff 试剂)	$BiI_3 \cdot KI$	红棕色沉淀($B \cdot BiI_3 \cdot HI$)
碘化汞钾(Mayer 试剂)	$HgI_2 \cdot 2KI$	生成类白色沉淀,若加过量试剂,沉淀又被溶解($B \cdot HgI_2 \cdot 2HI$)
硅钨酸(Silicotungstic acid)(Bertrand 试剂)	$SiO_2 \cdot 12WO_3$	浅黄色或灰白色沉淀($4B \cdot SiO_2 \cdot 12WO_3 \cdot 2H_2O$)
苦味酸(Picric acid)(Hager 试剂)	2,4,6-三硝苯酚	晶形沉淀(反应必须在中性溶液中)
雷氏铵盐(硫氰酸铬铵)(Ammonium reineckate)	$NH_4[Cr(NH_3)_2(SCN)_4]$	生成难溶性复盐,有一定晶形、熔点或分解点($BH^+[Cr(NH_3)_2(SCN)_4]$)

注:B,代表生物碱分子(一元盐基)

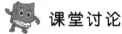

课堂讨论

采用生物碱沉淀试剂鉴别生物碱类成分有哪些注意事项?若一药材粗提液采用三种生物碱沉淀试剂即显阳性,是否可以断定该药材中一定含生物碱?若某一药材提取液采用三种生物碱沉淀试剂均显阴性,是否可以断定该药材中一定不含生物碱?

课堂检测

试用连线将生物碱沉淀试剂及其与生物碱生成的反应产物的颜色一一对应连接。

生物碱沉淀试剂	反应产物的颜色
碘-碘化钾	棕色或褐色
硅钨酸	浅黄色或灰白色
碘化铋钾	红棕色

(二)显色反应

一些生物碱单体能与某些试剂反应,生成具有特殊颜色的产物,不同结构的生物碱产生不同的颜色,这种试剂称为生物碱的显色试剂。常用的生物碱显色试剂见表8-3。因为显色反应要求生物碱的纯度较高,所以显色反应主要用于检识个别生物碱。

表8-3 常用的生物碱显色反应

反应名称	试剂	生物碱及反应结果
Fröhde 试剂	1%钼酸钠或5%钼酸铵的浓硫酸溶液	乌头碱呈黄棕色,吗啡呈紫色转棕色,可待因呈暗绿色至淡黄色
Mandelin 试剂	1%钒酸铵的浓硫酸溶液	阿托品呈红色,奎宁呈橙色,吗啡呈蓝紫色,可待因呈蓝色,士的宁呈蓝紫色到红色
Marquis 试剂	浓硫酸中含有少量甲醛	吗啡呈橙色至紫色,可待因呈洋红色至黄棕色

第三节 生物碱类化合物的提取与分离

一、提取

提取生物碱时,应根据生物碱的性质及其在生物体内的存在形式,选择适宜的提取方法。除个别具有挥发性的生物碱(如麻黄碱)可用水蒸气蒸馏法提取外,大多数生物碱的提取采用溶剂提取法。

(一)脂溶性生物碱的提取

1. 酸水提取法

根据生物碱盐易溶于水、难溶于亲脂性有机溶剂的性质,将生物体内多种形式的生物碱转变为在水中溶解度较大的盐而被提出。一般选择0.5%~1%的硫酸、盐酸为溶剂,采用浸渍法、渗漉法提取。本法操作简单易行、成本低,但因提取液体积较大、浓缩困难、水溶性杂质多,须做进一步处理,一般可采用如下三种方法。

(1)离子交换树脂提取法 酸水提取液通过阳离子交换树脂柱,使生物碱盐阳离子交换在树脂上。树脂再用氨水碱化,使生物碱盐阳离子从树脂上游离出来,再将树脂用有机溶剂洗脱。洗脱液浓缩后即可得到游离的总生物碱。其反应过程如下:

$$R-SO_3^- H^+ + (BH)^+ \longrightarrow R-SO_3^- (BH)^+ + H^+$$

磺酸型阳离 　生物碱盐
子交换树脂

$$R-SO_3^- (BH)^+ + NH_4OH \longrightarrow R-SO_3^- NH_4^+ + B + H_2O$$

此种方法所得的生物碱纯度高,有机溶剂用量少,且离子交换树脂再生后可反复使用。

(2)有机溶剂萃取法　将酸水提取液用碱液(氨水、石灰水等)碱化,使生物碱盐转为游离生物碱,再用三氯甲烷、乙醚等亲脂性有机溶剂萃取,合并萃取液,回收溶剂即可得到总生物碱。

(3)沉淀法　酸水提取液加碱液碱化,使生物碱在水中游离从而形成沉淀析出。

2. **醇类溶剂提取法**

利用生物碱及其盐都可溶于甲醇和乙醇的性质进行提取,可采用回流、浸渍、渗漉等方法。甲醇的溶解性能比乙醇好,但毒性较大,除实验室和特殊要求外,生产中多数选用乙醇为生物碱的提取溶剂。此法适用范围广、水溶性杂质少、提取液易浓缩,但提取液中脂溶性杂质较多,须进一步纯化。

3. **亲脂性有机溶剂提取法**

利用大多数游离生物碱易溶于亲脂性有机溶剂的性质进行提取,可采用浸渍、回流、连续回流等方法。但由于生物碱多以盐的形式存在于生物组织中,须先用少量氨水或石灰水润湿药材,再用亲脂性有机溶剂(三氯甲烷等)提取,这样既可使药材吸水膨胀,又能使生物碱游离。此法是提取碱性较弱生物碱的常用提取方法。

 考点提示

酸水提取法提取脂溶性生物碱时,注意常用的提取方法及选用何种离子交换树脂处理酸水提取液。

(二)水溶性生物碱的提取

若自药材中提取脂溶性生物碱后,若碱水层仍能检识出生物碱,说明此药材中含有水溶性生物碱,可用雷氏铵盐沉淀法和溶剂法提取。

1. **沉淀法**

利用季铵型生物碱与雷氏铵盐沉淀试剂生成难溶于水的雷氏复盐而析出的原理,将季铵型生物碱从碱水层中提取出来。

操作过程如下:①将提取过脂溶性生物碱的碱水液调至酸性,加入新配制的雷氏铵盐饱和水溶液至不再有沉淀生成,取沉淀用少量水洗涤后加丙酮溶解,滤过;②向滤液中加入硫酸银饱和水溶液,形成雷氏银盐沉淀,滤过;③滤液中加入计算量的氯化钡溶液,滤除沉淀,最后滤液即为季铵型生物碱的盐酸盐。

其反应过程如下:$B+NH_4[Cr(NH_3)_2(SCN)_4] \longrightarrow B[Cr(NH_3)_2(SCN)_4]\downarrow +NH_4^+$

$2B[Cr(NH_3)_2(SCN)_4] + Ag_2SO_4 \longrightarrow B_2SO_4 + 2Ag[Cr(NH_3)_2(SCN)_4]\downarrow B_2SO_4 + BaCl_2$

$\longrightarrow BaSO_4\downarrow + 2BCl$

其中 B 代表季铵生物碱。

2. 溶剂法

利用水溶性生物碱能溶于极性较大但又与水不混溶的有机溶剂（如正丁醇、异戊醇）的性质，采用两相溶剂萃取法进行提取。

二、分离

采用上述方法得到的总生物碱为多种生物碱的混合物，需做进一步分离。一般先将总碱进行初步分离，把生物碱分成几个类别或部位，然后再根据溶解性、酸碱性和极性的差异进行分离，得到生物碱的单体。若采用一种方法得不到生物碱的单体，则需几种方法联用。

(一) 总生物碱的分离

根据生物碱溶解性和碱性的差异，将总生物碱按碱性强弱、酚性有无及是否具有水溶性进行初步分类，即弱碱性生物碱、中强碱性生物碱和水溶性生物碱三大部分，再将前两部分根据生物碱中是否有酚羟基分成酚性和非酚性两类。分离流程如下：

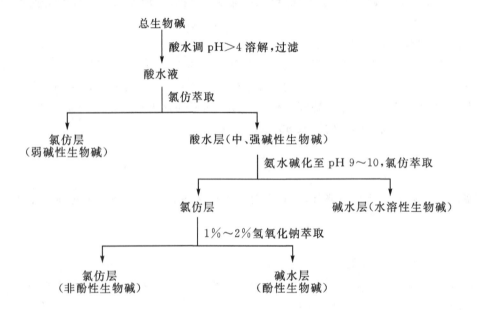

(二) 单体生物碱的分离

1. 利用生物碱碱性的差异进行分离

总生物碱中各单体生物碱的碱性之间存在着一定差异，在不同的 pH 条件下存在状态不同，进而可以被分离，称为 pH 梯度萃取法。有两种操作方法，如下所示：

一种方法是将总生物碱溶于亲脂性有机溶剂，用适量的酸水萃取，则碱性较强的生物碱先成盐而溶于酸水溶液中，与碱性较弱的生物碱分离。加酸液时，选择 pH 由高到低依次萃取，生物碱可按碱性由强到弱的顺序依次成盐而被萃取出来。另一种方法是将总生物碱溶于酸水，加适宜的碱液后，再用有机溶剂萃取，则碱性较弱的生物碱先游离而转溶于有机溶剂层中，与碱性较强的生物碱分离。加入碱水时，选择 pH 由低到高依次萃取，生物碱依碱性由弱到强逐渐游离。本法利用不同碱性的生物碱在游离或成盐状态下溶解度的显著差异进行分离。

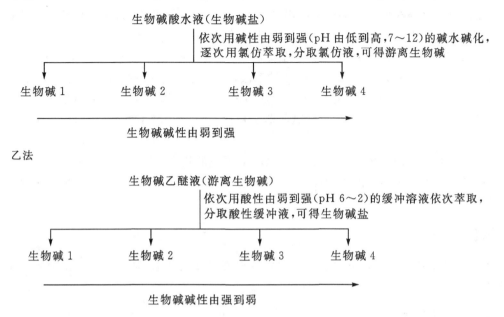

2. **利用生物碱或生物碱盐溶解度的差异进行分离**

氧化苦参碱为苦参碱的氮氧化物，极性大于苦参碱，易溶于水，难溶于乙醚。分离时，将苦参总碱溶于三氯甲烷，再加入大约10倍量乙醚，氧化苦参碱则以沉淀形式自溶液中析出。

3. **利用生物碱的特殊官能团进行分离**

生物碱分子结构中若含酚羟基、羧基、内酯或内酰胺等结构，可溶于酸水溶液的同时，也可溶于碱水溶液。利用此性质可与其他生物碱分离。

4. **利用色谱法进行分离**

上述分离方法往往难以使生物碱的总碱得到完全分离，可选用氧化铝和硅胶做吸附剂，用苯、三氯甲烷和乙醚等有机溶剂为洗脱剂，对结构相似的生物碱用色谱法分离。组分较多的生物碱，有时可需反复用色谱法分离。

 考点提示

利用生物碱碱性差异分离生物碱时，注意两种方法采用的酸液或碱液的pH值变化规律及依次得到的生物碱的碱性顺序。

第四节　生物碱类化合物的色谱鉴定

生物碱的色谱检识方法，常用的有薄层色谱法、纸色谱和高效液相色谱法等，具有微量、快速、准确等优点，在实际工作中应用较为广泛。

一、薄层色谱法

生物碱常选用吸附色谱法，采用氧化铝或硅胶为吸附剂，以三氯甲烷为基本溶剂展开，再根据生物碱的极性强弱及色谱结果适当调整展开剂极性。如果生物碱极性很弱,可在展开剂中添加石油醚、环己烷等极性较小的有机溶剂,以降低溶剂系统的极性;如果生物碱的极性较强,则向展开剂中添加甲醇、乙醇等极性较大的有机溶剂。

如选用硅胶做吸附剂,为避免拖尾或 Rf 值太小,通常需要加碱。加碱的方法有三种:一种是在湿法制板时,用 0.1~0.5mol/L 的氢氧化钠溶液代替水制得硅胶碱性薄层板。第二种方法是向展开剂中加入一定量的碱性溶剂(如二乙胺或氨水)。第三种方法是在色谱槽中放一盛有新鲜氨水的小杯。三种方法都可使生物碱的薄层色谱在碱性环境中进行,从而获得满意的分离效果。

薄层展开后,对有色的生物碱可直接进行观察;对无色的具有荧光的可于紫外灯下观察荧光斑点;在日光和荧光下不显色的生物碱,可选用改良碘化铋钾试剂显色,大多数生物碱显橘红色。

二、纸色谱法

多采用正相分配色谱。纸色谱法所使用的显色剂可与薄层色谱相同,但须注意的是试剂中不能含有硫酸。

三、高效液相色谱法

有些生物碱采用薄层色谱法或纸色谱法无法获得满意的分离效果,可采用本法。生物碱的高效液相色谱法分离以反相分配色谱居多。常用的条件如下:

固定相:C_{18}(C_8)-烷基键合相。要求游离硅醇基越少越好,最好为封端的固定相。流动相:甲醇(乙腈)-水,含有 0.01~0.1mol/L 磷酸缓冲液、碳酸铵或醋酸钠(pH4~7)。

在相同的实验条件下,各种生物碱均有一定的保留时间,可做定性参数。根据供试品与对照品保留时间是否一致判断是否为同一化合物。

【实例分析】从麻黄中提取分离麻黄碱和伪麻黄碱

麻黄为麻黄科植物草麻黄(*Ephedra sinica* Stapf)、中麻黄(*Ephedra intermedia* Schrenk et C. A. Mey.)或木贼麻黄(*Ephedra equisetina* Bge.)的干燥草质茎。具有发汗散寒,宣肺平喘,利水消肿的作用。用于风寒感冒,胸闷喘咳,风水浮肿。蜜麻黄润肺止咳,多用于表证已解、气喘咳嗽。

麻黄中含有多种生物碱,以麻黄碱为主,占总生物碱的 80%~85%,其次是伪麻黄碱等。从麻黄中提取分离麻黄碱和伪麻黄碱的流程如下图所示。

第八章 生物碱类化合物

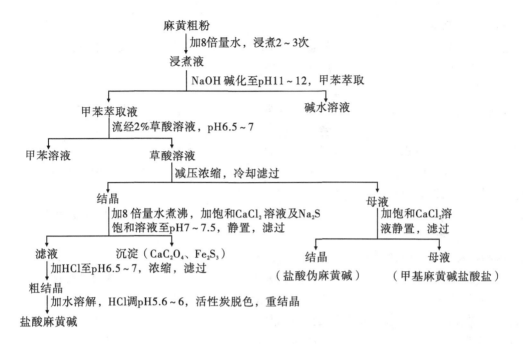

流程分析：

根据麻黄碱和伪麻黄碱易溶于三氯甲烷、乙醇和苯等有机溶剂的性质，将麻黄水浸液用甲苯萃取，甲苯层流经草酸溶液，使两种生物碱均转变为草酸盐。草酸麻黄碱难溶于水而草酸伪麻黄碱易溶于水。利用麻黄碱与伪麻黄碱的草酸盐在水中溶解度的明显差异分离二者。

麻黄碱和伪麻黄碱皆为仲胺衍生物，具有挥发性，不易和生物碱沉淀试剂发生沉淀。选用二硫化碳-硫酸铜反应(在麻黄碱或伪麻黄碱的乙醇溶液中，依次加二硫化碳试剂、硫酸铜试剂和氢氧化钠试剂各1滴，产生黄棕色沉淀)和铜铬盐反应(在麻黄碱或伪麻黄碱的水溶液中加硫酸铜试剂和氢氧化钠试剂，溶液呈蓝紫色。加入乙醚振摇放置后，乙醚层显紫红色，水层变蓝色。紫红色铜铬盐可溶于乙醚，在水中转变成四水合物显蓝色)鉴别。

 目标检测

一、名词解释

生物碱　有机胺类生物碱　两性生物碱　水溶性生物碱　生物碱沉淀试剂

二、选择题

(一)单项选择题

1. 生物碱不具有的特点是
   A. 分子中含N原子　　　B. N原子多在环内　　　C. 具有碱性
   D. 分子中多有苯环　　　E. 显著而特殊的生物活性

2. 表示生物碱碱性的方法常用
   A. pK_b　　B. pK_a　　C. pH　　D. K_a　　E. K_b

3. 溶解脂溶性生物碱的最好溶剂是
   A. 乙醚　　B. 甲醇　　C. 乙醇　　D. 三氯甲烷　　E. 正丁醇

4. 生物碱碱性最强的是
   A. 伯胺生物碱　　　　　B. 仲胺生物碱　　　　　C. 叔胺生物碱
   D. 季铵生物碱　　　　　E. 酰胺生物碱
5. 生物碱沉淀反应通常在_____中进行
   A. 酸性水溶液　　　　　B. 碱性水溶液　　　　　C. 中性水溶液
   D. 盐水溶液　　　　　　E. 醇水溶液
6. 用离子交换树脂法分离纯化生物碱时,常选用的离子交换树脂是
   A. 强酸型　　B. 强碱型　　C. 弱酸型　　D. 弱碱型　　E. 中等程度酸型
7. 碱性不同生物碱混合物的分离可选用
   A. 雷氏铵盐法　　　　　B. 酸提取碱沉淀法　　　C. pH 梯度萃取法
   D. 有机溶剂回流法　　　E. 分馏法
8. 麻黄碱和伪麻黄碱的分离是利用二者_____的差异
   A. 盐酸盐溶解度　　　　B. 硫酸盐溶解度　　　　C. 草酸盐溶解度
   D. 酒石酸盐溶解度　　　E. 磷酸盐溶解度
9. 生物碱的薄层色谱和纸色谱法常用的显色剂是
   A. 碘化汞钾　　　　　　B. 改良碘化铋钾　　　　C. 硅钨酸
   D. 雷氏铵盐　　　　　　E. 碘-碘化钾
10. 分离季铵碱的生物碱沉淀试剂为
    A. 碘化汞钾　　　　　　B. 碘化铋钾　　　　　　C. 硅钨酸
    D. 雷氏铵盐　　　　　　E. 碘-碘化钾
11. 从药材中提取季铵碱,一般采用
    A. 碱溶酸沉法　　　　　B. 酸水-氯仿提取法　　　C. 醇-酸水-氯仿提取法
    D. 雷氏铵盐沉淀法　　　E. 酸水提取-离子交换树脂法
12. 生物碱酸水提取液常用的处理方法是
    A. 阴离子交换树脂　　　B. 阳离子交换树脂　　　C. 硅胶柱色谱吸附
    D. 大孔树脂吸附　　　　E. 氧化铝柱色谱吸附
13. 碱性较强的生物碱在植物体内的存在形式多为
    A. 有机酸盐　　B. 络合状态　　C. 游离状态　　D. 无机酸盐　　E. 两性状态
14. $CHCl_3$ 中分离酚性生物碱常用的碱液是
    A. Na_2CO_3　　B. NaOH　　C. NH_4OH　　D. $NaHCO_3$　　E. $Ba(OH)_2$
15. 水溶性生物碱主要指
    A. 伯胺生物碱　　　　　B. 仲胺生物碱　　　　　C. 叔胺生物碱
    D. 两性生物碱　　　　　E. 季铵生物碱

(二)多项选择题
1. 用乙醇提取生物碱可提出
   A. 游离生物碱　　　　　B. 生物碱无机酸盐　　　C. 生物碱有机酸盐
   D. 季铵型生物碱　　　　E. 两性生物碱
2. 影响生物碱碱性强弱的因素有
   A. 氮原子的杂化方式　　B. 诱导效应　　　　　　C. 羟基数目

D. 空间效应　　　　　　　E. 分子内氢键
3. 生物碱的沉淀反应
   A. 一般在稀酸水溶液中进行
   B. 可不必处理酸水提取液
   C. 选用三种沉淀试剂反应均呈阴性，即可判断药材一定不含生物碱
   D. 选用一种沉淀试剂反应呈阳性，即可判断含生物碱
   E. 可应用于生物碱的分离纯化
4. 对生物碱进行分离时，可利用
   A. 碱性差异　　　　B. 溶解性差异　　　　C. 分子大小差异
   D. 极性差异　　　　E. 特殊官能团差异
5. 硅胶薄层色谱法分离生物碱，为防拖尾可选用
   A. 酸性展开剂　　　B. 碱性展开剂　　　　C. 中性展开剂
   D. 氨水饱和　　　　E. 湿法制板时，用氢氧化钠水溶液代替水

三、问答题

1. 生物碱的碱性是如何产生的？影响生物碱的因素有哪些？
2. 简述生物碱的溶解性。
3. 脂溶性生物碱的提取方法有哪些？
4. 生物碱沉淀试剂有哪些？采用生物碱沉淀反应定性鉴别时，应注意哪些问题？
5. 怎样分离生物碱总碱得到生物碱单体？
6. 《中国药典》(2015版)防己的鉴别方法如下：取本品粉末1g，加乙醇15mL，加热回流1小时，放冷，滤过，蒸干滤液，残渣加乙醇5mL使溶解，作为供试品溶液。另取粉防己碱对照品、防己诺林碱对照品，加三氯甲烷制成每1mL各含1mg的混合溶液，作为对照品溶液。照薄层色谱法(附录Ⅵ B)试验，吸取上述两种溶液各5μL，分别点于同一硅胶G薄层板上，以三氯甲烷-丙酮-甲醇-5％浓氨试液(6∶1∶1∶0.1)为展开剂，展开，取出，晾干，喷以稀碘化铋钾试液。供试品色谱中，在与对照品色谱相应的位置上，显相同颜色的斑点。试问：为什么药材粉末加乙醇提取制成供试品溶液？为什么用稀碘化铋钾试液作为显色剂？

第九章　其他成分

> 学习目标
>
> 【掌握】鞣质的结构与分类及去除鞣质的方法。
> 【熟悉】鞣质、有机酸、氨基酸与蛋白质的理化性质及一般鉴别方法。
> 【了解】鞣质、有机酸、氨基酸与蛋白质的定义、存在状态及生物活性。

天然药物中的有效成分除生物碱、糖苷类、黄酮类、萜类等，还有鞣质、有机酸、氨基酸、蛋白质及酶等其他成分。它们在植物中普遍存在，但是通常对治疗疾病不起主要作用，常常不被重视。然而，近年来研究发现，一些原本认为是无效成分的鞣质、蛋白质、多糖等具有明显的生物活性，可见有效成分和无效成分是相对的。例如鞣质在多数天然药物中对治疗疾病不起主导作用，被视为无效成分；而鞣质在地榆、五倍子等中药中具有收敛止血、抗菌消炎作用，被视为有效成分。随着科技的发展、人们认识的逐渐深入，天然药物的有效成分和无效成分是可以相互转化的。

第一节　鞣　质

一、概述

鞣质又称为单宁(tannins)，是存在于植物体内的一类结构复杂的多元酚类化合物，有涩味，为无定型粉末。鞣质能与蛋白质结合形成不溶于水的沉淀，故可用来鞣皮，即与兽皮中的蛋白质相结合，使皮成为致密、柔韧，难于透水又不易腐败的革。

鞣质广泛存在于自然界中，约70%以上的天然药物中含有鞣质类成分，特别是在种子植物中分布广泛。鞣质存在于植物的皮、茎、果实等部位，如地榆、石榴皮、虎杖、侧柏、仙鹤草等药材中均有大量鞣质存在。鞣质含量随着植物的年龄、存在部位、生长环境、生长季节等条件不同而异。一般一年生草本植物中含量较少，木本心材中含量随年龄增长而增加，果实中的鞣质含量则随果实成熟而下降，植物向阳部位的鞣质含量较背阴部位含量高，温带植物较寒带植物的鞣质含量高。某些寄生于植物的昆虫所产生的虫瘿中也含有大量鞣质，如中药五倍子中鞣质含量高达60%～70%。

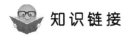

知识链接

鞣质的应用

鞣质具有收敛作用,内服可用于治疗胃肠道出血、溃疡及腹泻等症;外用可用于创伤、灼伤(一方面鞣质可以促使创伤后渗出物中的蛋白质凝固形成痂膜而防止感染;另一方面鞣质还可以收缩微血管,有局部止血的作用)。鞣质能凝固微生物体内的蛋白质,有抑菌作用;有些鞣质具有抗病毒作用,如贯众能抑制多种流感病毒。鞣质还有抗变态反应、抗炎、驱虫、降血压等作用。此外,鞣质还可用作生物碱及某些重金属中毒时的解救剂。因鞣质具有较强的还原性,可用于清除生物体内的超氧自由基,延缓衰老。鞣质具有抗肿瘤作用,如月见草中的月见草素B等有显著的抗肿瘤作用。

从含鞣质6%以上的植物水提液中所得的浓缩产品称为"栲胶",主要用于皮革工业的鞣皮剂,工业用作木材粘胶剂、墨水原料、染色剂、防垢除垢剂等。

二、结构与分类

根据结构特征,可将鞣制分为三类,即可水解鞣质、缩合鞣质和复合鞣质。

(一)可水解鞣质

可水解鞣质由于分子中具有酯键或苷键,在酸、碱、酶(特别是鞣质酶或苦杏仁酶)的作用下,可水解生成小分子酚酸类化合物和糖或多元醇。根据水解的产物不同又可将可水解鞣质分为没食子酸鞣质和逆没食子酸鞣质两类。

1. 没食子酸鞣质

没食子酸鞣质水解后能生成没食子酸和糖或多元醇。此类鞣质的糖或多元醇部分的羟基全部或部分地被酚酸或缩酚酸酯化,结构中具有酯键或酯苷键。其中糖及多元醇部分最常见的为葡萄糖,此外还有 D-金缕梅糖、原栎醇、奎宁酸等。

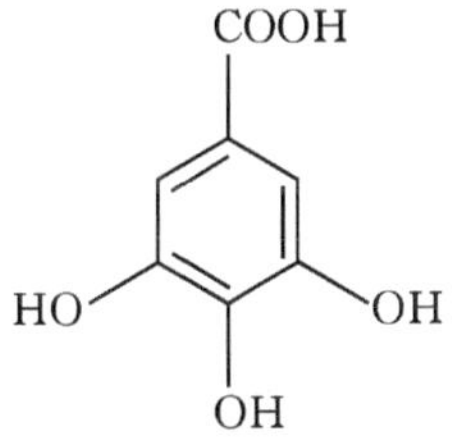

没食子酸 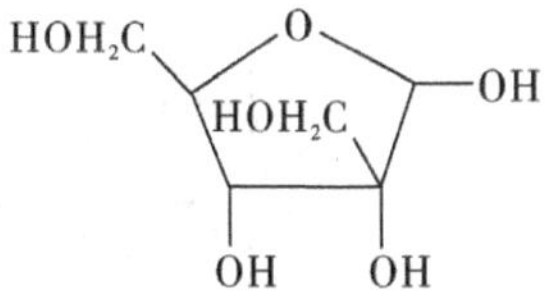　　　　D-金缕梅糖 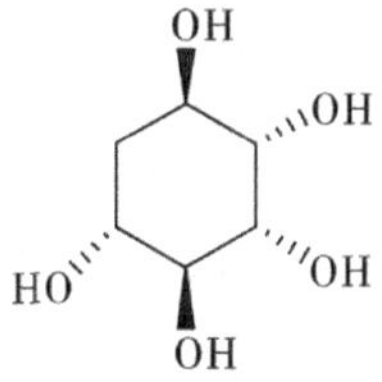　　　　原栎醇 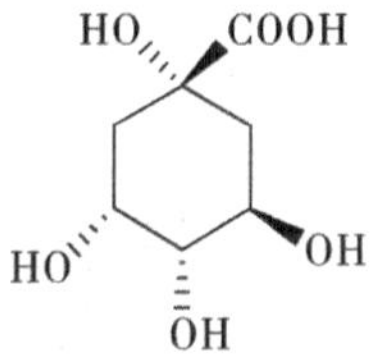　　　　奎宁酸

2. 逆没食子酸鞣质

逆没食子酸鞣质是六羟基联苯二酸或与其有生源关系的酚羧酸与多元醇(多数是葡萄糖)形成的酯。水解后可产生逆没食子酸和糖或同时有黄没食子酸或其他酸产生。

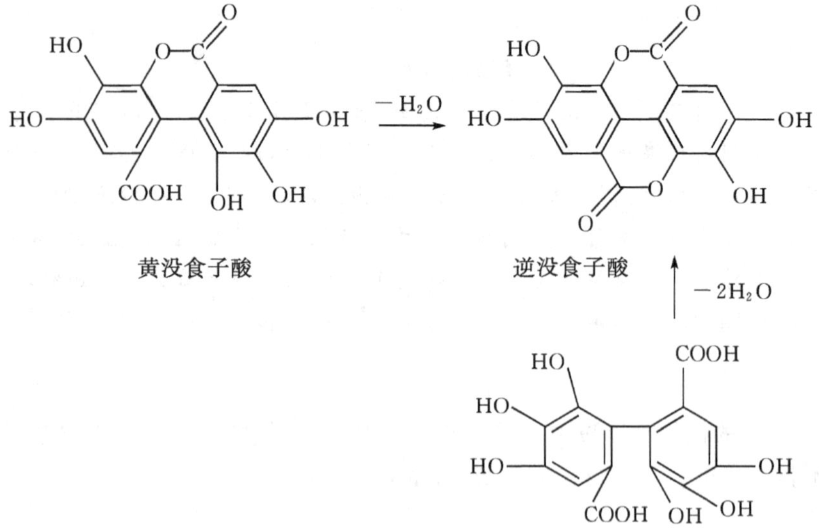

[黄没食子酸 → 逆没食子酸 结构式，-H₂O；下方中间体 -2H₂O]

(二)缩合鞣质

缩合鞣质用酸、碱、酶处理或久置均不能水解，但是可缩合为高分子不溶于水的产物"鞣红"，故又称为鞣红鞣质。缩合鞣质在天然药物中分布极广，天然鞣质大多属于这一类型，如钩藤、茶叶、槟榔等所含的鞣质均为缩合鞣质。

缩合鞣质的化学结构较为复杂，目前尚未完全了解，仅从一些假说及实际分离得到的缩合鞣质推测，认为其与羟基黄烷-3-醇和羟基黄烷-3,4-二醇有密切关系。因此，这些羟基黄烷醇类很有可能就是缩合鞣质的前体，羟基黄烷醇之间以碳碳键缩合而成，故不易被酸所水解。

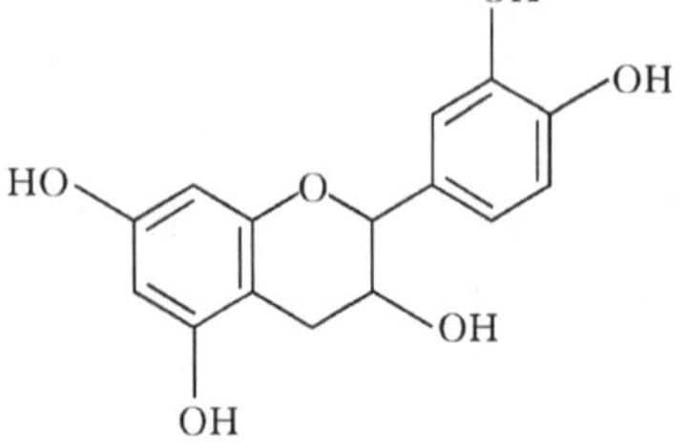

[(+)-儿茶素 和 双儿茶素 结构式]

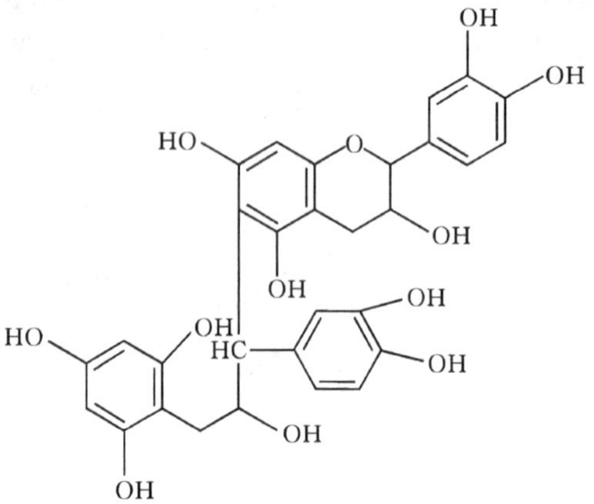

📄 知识拓展

近年来我国学者对一些具有收敛性、能使烧伤部位产生痂膜的天然药物的毒性进行了研究。研究表明，缩合鞣质对肝脏无损害或只有轻微损害，但可水解鞣质对肝脏有严重的损害作用，这对我国进一步应用含鞣质类天然药物治疗烧伤等病症提供了一定的理论依据。

(三)复合鞣质

近年来陆续从山茶及番石榴属植物中分离出含有黄烷醇的逆没食子酸鞣质。例如山茶素 B、山柰素 D 及番石榴素 A、C 等。它们的分子结构是由可水解鞣质(逆没食子酸鞣质)部分与黄烷醇部分缩合而成的,具有可水解鞣质和缩合鞣质的一切特征,是属于上述两类鞣质之外的第三类鞣质,即复合鞣质。

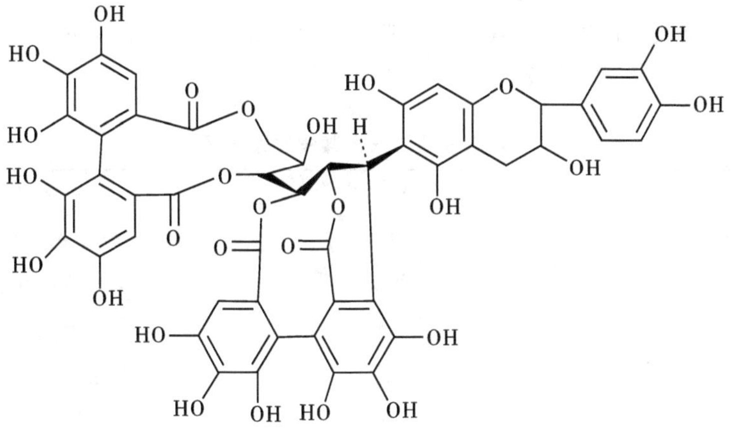

山茶素 B

三、性质与鉴定

(一)物理性质

1. 性状

鞣质多为无定形粉末,具吸湿性。

2. 溶解性

鞣质可溶于水、乙醇、丙酮、乙酸乙酯,不溶于石油醚、四氯化碳、苯、乙醚、三氯甲烷等低极性溶剂。

(二)化学性质

1. 还原性

鞣质具有强还原性,能还原斐林试剂。

2. 与蛋白质的作用

鞣质能与蛋白质生成不溶于水的复合物,实验室一般使用明胶去除鞣质,可作为一种除去鞣质的方法。

3. 与重金属盐的作用

鞣质水溶液能与重金属盐(如醋酸铅、醋酸铜、碱土金属的氢氧化物溶液等)作用,生成沉淀。

4. 与生物碱的作用

鞣质的水溶液可与生物碱生成难溶或不溶的沉淀,在提取分离及除去鞣质时常利用这一性质。

5. 与三氯化铁的作用

鞣质的水溶液与三氯化铁生成黑绿色或蓝黑色溶液或沉淀。

6. 与铁氰化钾的作用

鞣质与铁氰化钾的氨溶液反应呈深红色,并很快变为棕色。

(三) 可水解鞣质与缩合鞣质的区别

可水解鞣质与缩合鞣质可以通过以下几种反应加以区别,由于下述试剂可与鞣质生成沉淀或颜色,也可用于鞣质的检识,见表9-1。

表9-1 可水解鞣质与缩合鞣质的鉴别反应

试剂	可水解鞣质	缩合鞣质
稀酸(共沸)	无沉淀	暗红色鞣红沉淀
溴水	无沉淀	黄色或橙红色沉淀
三氯化铁	蓝或蓝黑色沉淀	绿色或黑绿色沉淀
石灰水	青灰色沉淀	棕色或棕红色沉淀
醋酸铅	沉淀	沉淀,但可溶于稀醋酸
甲醛和盐酸	无沉淀	沉淀

(四) 除去鞣质的方法

由于鞣质性质不稳定,导致含有鞣质的天然药物制剂容易变色、浑浊或沉淀,从而影响了制剂的质量,因此在很多天然药物制剂中,鞣质被视为杂质而除去。除去鞣质的方法有:

1. 冷热处理法

鞣质在水溶液中以胶体状态存在,高温可破坏胶体的稳定性,低温可使之沉淀。因此可先将药液进行蒸煮加热,然后再冷冻放置,滤过沉淀后即可除去大部分鞣质。

2. 石灰法

利用鞣质可与钙离子结合生成水不溶性沉淀的性质,可在天然药物的水提取液中加入氢氧化钙,使鞣质沉淀析出;或在天然药物原料中拌入石灰乳,使鞣质与钙离子结合生成水不溶物,再选用适宜的溶剂提取有效成分,而鞣质被留在药材残渣中不被提出。

3. 铅盐法

在天然药物的水提取液中加入饱和醋酸铅或碱式醋酸铅溶液,可使鞣质沉淀而被除去,然后再按照常规方法除去滤液中过剩的铅盐即可。

4. 明胶沉淀法

在天然药物的水提取液中加入适量4‰明胶溶液,使鞣质沉淀完全,滤除沉淀。滤液经减压浓缩至小体积后,过剩的明胶可被3~5倍量的乙醇沉淀去除。

5. 聚酰胺吸附法

将天然药物的水提取液通过聚酰胺柱,因为鞣质与聚酰胺可形成大量氢键而被牢牢地吸附在聚酰胺柱上,80%乙醇亦难以洗脱,而天然药物中的其他大部分成分可被80%的乙醇洗脱下来,从而达到除去鞣质的目的。

6. 溶剂法

利用鞣质与碱成盐后难溶于醇的性质,在乙醇溶液中用40%氢氧化钠调至pH9~10,可促使鞣质被沉淀滤除。

四、提取与分离

(一)提取

提取含有鞣质的天然药物,最好选用新鲜原料,且最好立即浸提(也可以用冷冻或浸泡在丙酮中的方法贮存)。原料应在尽可能短的时间内完成干燥,以避免鞣质在水分、日光、氧气及酶的作用下变质。

将药材粉碎,过筛,用95%乙醇冷浸或渗漉提取,提取液或渗漉液减压浓缩成浸膏,然后加热水溶解,搅拌过滤,取上清液加1.5%咖啡碱或明胶使鞣质沉淀。取沉淀加少量甲醇溶解后,加水稀释,再用三氯甲烷抽提,咖啡碱可进入三氯甲烷层,而水层经乙酸乙酯提取、浓缩后,即可得到鞣质粗品。

(二)分离

1. **溶剂法**

通常将含有鞣质的水溶液先用乙醚等极性小的溶剂萃取,以除去极性小的杂质,然后用乙酸乙酯提取,即可得到较纯的鞣质。也可将鞣质粗品溶于少量乙醇或乙酸乙酯中,逐渐加入乙醚,鞣质可被沉淀析出。

2. **沉淀法**

将明胶溶液分批加入含有鞣质的水溶液中,滤取沉淀。沉淀物用丙酮回流,因鞣质可溶于丙酮,而蛋白质不溶于丙酮而析出,滤液经回收丙酮后即可得到较纯的鞣质。

3. **柱色谱法**

柱色谱法中普遍采用的固定相是Diaion HP-20、Toyopearl HW-40、Sephadex LH-20及MCL Gel CHP-20,流动相是水-甲醇、水-乙醇、水-丙酮。

4. **高效液相色谱法**

HPLC法对鞣质不仅具有良好的分离效果,而且还可以用于判断鞣质分子的大小、各组分的纯度及α、β-异构体等,具有简便、快速、准确、实用性强等优点。

第二节　有机酸

有机酸是分子中具有羧基(不包括氨基酸)的一类酸性化合物,存在于植物的根、茎、叶、花、果实与种子等多器官中。多数有机酸以与钾、钠、钙等金属离子或生物碱结合成盐的形式存在,也有结合成酯存在的,具有多种生物活性。

一、结构与分类

有机酸按其结构特点可分为芳香族、脂肪族和萜类有机酸三大类。

1. **芳香族有机酸**

常见的有桂皮酸、原儿茶酸、咖啡酸等。

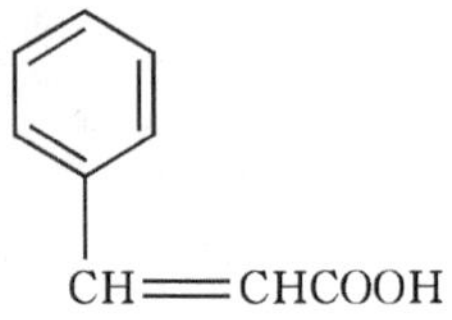

桂皮酸 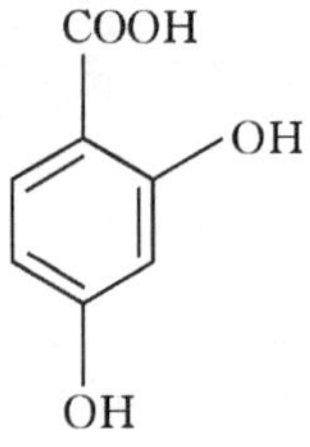　　　　　　原儿茶酸 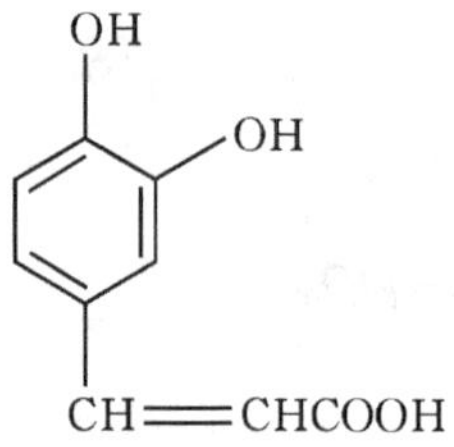　　　　　　咖啡酸

2. 脂肪族有机酸

脂肪酸是指一端含有一个羧基的长脂肪族碳氢链，在生物体内几乎均以酯的形式存在。

根据碳链长度的不同，可将脂肪酸分为短链脂肪酸、中链脂肪酸和长链脂肪酸。短链脂肪酸的碳原子数小于6；中链脂肪酸的碳原子数为6~12，主要为辛酸和癸酸；长链脂肪酸的碳原子数大于12，一般食物所含的脂肪酸大多是长链脂肪酸。

根据碳氢链饱和程度的不同，脂肪酸可分为饱和脂肪酸、单不饱和脂肪酸和多不饱和脂肪酸。饱和脂肪酸碳链上没有不饱和键，单不饱和脂肪酸的碳链上只有一个不饱和键，多不饱和脂肪酸碳链上有两个或两个以上不饱和键。

另外，根据分子结构中羧基的数目，脂肪酸又可分为一元酸、二元酸及多元酸。天然药物中含有很多脂肪族有机酸，如当归酸、乌头酸、琥珀酸等。

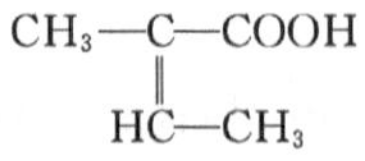

当归酸 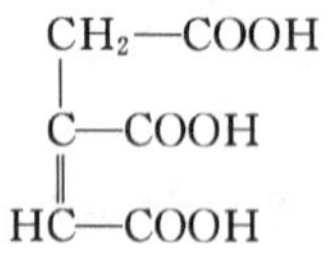　　　　　　乌头酸 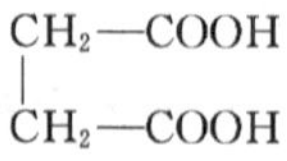　　　　　　琥珀酸

3. 萜类有机酸

萜类有机酸属于萜类化合物，如甘草次酸、齐墩果酸等。

二、理化性质与鉴定

(一)理化性质

1. 性状

低级脂肪酸和不饱和脂肪酸，常温下多为液体，高级脂肪酸、脂肪二羧酸、脂肪三羧酸、芳香酸大多为固体。

2. 溶解性

低级脂肪酸多易溶于水或乙醇，随着分子中所含碳原子数目的增多，在水中的溶解度迅速降低，而难溶于亲水性溶剂。高级脂肪酸和芳香酸大多为亲脂性化合物，易溶于亲脂性有机溶剂（如乙醇、乙醚等）而难溶于水。有机酸均能溶于碱水。多元酸比一元酸易溶于水，含羟基数目多的有机酸水溶性大。

3. 酸性

因有机酸分子中含有羧基而具有较强的酸性，能与碱金属、碱土金属结合成盐，其一价金属盐易溶于水，不溶于有机溶剂和高浓度的乙醇；二价、三价金属盐较难溶于水，如有机酸的铅盐、钙盐等。可利用此性质提取和分离有机酸。

4. 酸败

酸败是指在氧气、霉菌、水的影响下，脂肪酸在空气中久置而产生难闻气味的变化。

(二)鉴定

1. pH 试纸试验

将含有有机酸的提取液滴在试纸上，显色后和试纸的标准比色卡对比，颜色在酸性范围内。

2. 溴酚蓝试验

将含有有机酸的提取液滴在滤纸上，再滴加 0.1％的溴酚蓝试剂，立即在蓝色的背景上显现黄色斑点。

3. 色谱鉴定

天然药物中的有机酸鉴定常采用纸色谱法或薄层色谱法。在色谱分离中，为避免有机酸部分呈解离状态而造成拖尾或斑点不集中的现象，可通过调节展开剂的 pH 值来改善分离效果，如在展开剂中加入甲酸或乙酸抑制有机酸的解离，使有机酸能以分子状态进行展开；也可在展开剂中加入浓氨水，有机酸以铵盐的状态展开。

纸色谱可用正丁醇-冰醋酸-水(BAW 4∶1∶5 上层)或正丁醇-吡啶-二氧六环-水(14∶4∶1∶1)为展开剂，显色常采用 0.05％溴酚蓝乙醇溶液进行喷雾，于蓝色背景上显黄色斑点。薄层色谱可选用聚酰胺膜，用 95％乙醇、氯仿-甲醇(1∶1)或苯-甲醇-乙酸(95∶8∶4)为展开剂，显色亦可采用 0.05％溴酚蓝水溶液。注意在喷溴酚蓝显色剂之前，必须先挥尽展开剂中的酸，否则干扰显色结果。

三、提取分离

利用有机酸易溶于亲脂性有机溶剂而难溶于水、有机酸盐易溶于水而难溶于亲脂性有机溶剂的性质，可以选择有机溶剂提取法提取有机酸。一般先用稀酸水湿润药材，使有机酸游离，然后选用适宜的有机溶剂进行提取。

分离有机酸可选择离子交换色谱法，将天然药物的水提取液直接通过强碱性阴离子交换树脂柱，使有机酸根离子交换到树脂柱上，碱性成分和中性成分则流出树脂柱而被除去，然后用水洗净树脂后用稀氨水洗脱树脂，从树脂上交换下来的有机酸以铵盐的形式存在于洗脱液中，将洗脱液减压蒸去过剩的氨水，加酸酸化即可析出游离有机酸。

第三节 氨基酸与蛋白质

氨基酸是含有氨基和羧基的一类有机化合物的统称，它是构成动植物营养所需蛋白质的基本单位。氨基酸赋予蛋白质特定的分子结构形态，使其具有生化活性。

一、氨基酸

按照来源不同，氨基酸可分为两类。一类由构成生物体的蛋白质水解而来，都属于 α-氨基酸，约 20 多种，另一类是天然存在的游离氨基酸，被称为天然氨基酸，目前这类氨基酸的数目有 300 多种。

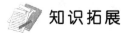

知识拓展

由蛋白质水解而来的氨基酸大部分已应用于临床疾病治疗中,如精氨酸用于治疗肝性脑病,组氨酸用于治疗胃、十二指肠溃疡及肝炎,赖氨酸可促进大脑发育。天然氨基酸,如使君子中的使君子氨酸是驱蛔虫的有效成分;南瓜子中的南瓜子氨酸有抑制血吸虫和丝虫的作用;天门冬、棉根皮中提取的天门冬素(天门冬酰胺)有较好的镇咳作用;三七中的田七氨酸有止血活性;半夏、天南星中的 γ-氨基丁酸则有暂时的降压作用。

南瓜子氨酸

天门冬素

使君子氨酸

田七氨酸

(一)氨基酸的性质

氨基酸为白色结晶,熔点较高。由于氨基酸分子中既有羧基又有氨基,既可溶于碱又溶于酸,如若调节溶液的 pH 值达到氨基酸的等电点,则会对氨基酸的溶解度产生影响。常利用此特性进行氨基酸的分离和精制,如目前常用的离子交换色谱法、纸电泳、凝胶电泳法等,其中凝胶电泳法中的等电点电泳更是氨基酸和蛋白质类化合物的特殊分离、分析方法。

(二)鉴定与检识

1. 色谱法鉴定

氨基酸可以采用纸色谱法和薄层色谱法进行鉴定。适用于氨基酸纸色谱的展开剂有:甲醇-水-吡啶(80∶20∶4)、正丁醇-乙酸乙酯-乙醇-水(4∶1∶1∶2)、水饱和苯酚等。采用薄层色谱法鉴定时,硅胶薄层上常用的展开剂有:乙醇-氨水(4∶1)、正丁醇-乙酸乙酯-水(65∶15∶20)、正丁醇-甲酸-水(75∶15∶10)。

2. 显色反应

氨基酸的通用显色剂主要有三种:

(1)茚三酮试剂 喷洒茚三酮试剂后于 110℃加热可显出颜色,一般氨基酸呈紫色,个别氨基酸(如脯氨酸等)显黄色。需要注意的是氨气亦有此反应,故用茚三酮试剂检查氨基酸时,应避免实验室中氨气的干扰。

(2)吲哚醌试剂 不同的氨基酸与吲哚醌试剂产生不同的颜色,且不受氨气的影响,但其灵敏度没有茚三酮试剂高。

(3)1,2-萘醌-4-磺酸试剂 喷洒 1,2-萘醌-4-磺酸显色剂后在室温下干燥,不同的氨基酸可产生不同的颜色变化。

(三)提取分离

氨基酸属于强碱性物质,易溶于水,难溶于有机溶剂,通常以水或烯醇为提取溶剂。提取天然药物中的总氨基酸时,可将天然药物粗粉用水浸渍,滤液减压浓缩至 1mL(相当于 1g 天然药物)后,加 2 倍量乙醇沉淀去除蛋白质、糖类等杂质,过滤,滤液浓缩至小体积,再通过强酸性阳离子交换树脂,用 1mol/L 氢氧化钠溶液或 1~2mol/L 氨水洗脱,收集对茚三酮试剂呈阳性反应的部分即为总氨基酸部分。也可以用 70%乙醇回流(或冷浸)提取,乙醇提取液经减压浓缩至小体积,再利用离子交换树脂法获得总氨基酸。

二、蛋白质和酶

蛋白质是由 α-氨基酸通过肽键结合而成的一类高分子化合物,是细胞的主要成分之一。酶是活性蛋白中最重要的一类,具有催化能力。

知识拓展

尽管在天然药物中蛋白质是普遍存在的一类化合物,但作为有效成分存在的却为数不多。近年来,随着研究工作的不断深入,陆续发现了一些具有活性的蛋白质,如凤梨中的凤梨酶(又称为菠萝蛋白酶)既能抑制肿瘤细胞的生长,又能抑制血小板聚集引起的心脏病和中风,可缓解心绞痛症状、缓和动脉收缩、加速纤维蛋白原的分解;番木瓜中的蛋白水解酶(木瓜酶)可以驱除肠道内寄生虫。此外,多肽、低肽和糖肽也是目前研究的热点项目,如蜂毒素中的主要成分蜂毒肽有强溶血作用和表面活性;天花粉蛋白有引产和抗病毒作用,对艾滋病病毒也有抑制作用;水蛭素能抗凝血;牛黄中的水溶性肽具有收缩平滑肌和降低血压的作用等。随着肿瘤药物研究的深入开展,单克隆抗体的出现为一些毒蛋白的应用开辟了新的领域,例如相思子毒蛋白、蓖麻毒素、商陆抗毒蛋白等可作为单克隆抗体的一部分与载体组合而制成导向药物。

酶参与有机体的各项生化反应,人类的许多疾病都与酶缺乏或合成障碍有关。酶具有专一性,一种酶只能催化一种或一种底物,如蛋白酶只能催化蛋白质水解成多肽,脂肪酶只能水解脂肪成为脂肪酸和甘油。近年来,酶疗法已逐渐被人们所认识和重视,各种酶制剂在临床上的应用越来越普遍,如胰蛋白酶、糜蛋白酶等都催化蛋白质分解,已用于外科扩创、化脓伤口净化及胸、腹腔浆膜粘连的治疗。

(一)性质

1. 溶解性

多数蛋白质和酶不溶于有机溶剂,少数能溶于稀乙醇中。多数蛋白质和酶可溶于水成胶体溶液(大分子溶液),有些则需要在弱酸或弱碱性溶液中才能溶解。由于蛋白质和酶溶于水形成的胶体溶液,不能透过半透膜,可用于蛋白质和酶的纯化。

2. 胶体溶液的通性

蛋白质分子大小已经达到胶体分散系的范围(1~100nm),它们在水溶液中暴露在分子表面的许多亲水基团(如氨基、羧基、羟基及酰胺基等)都能与水分子起水化作用,形成水化层。同时,一定 pH 值下,蛋白质分子内可解离的极性基团表面带有的电荷,与其周围带有相反电荷的离子形成稳定的双电层。蛋白质分子在水溶液中形成的水化层和双电层是蛋白质溶液作为稳定的胶体系统的主要因素,因此蛋白质溶液具有胶体的通性,如布朗运动、丁达尔现象等。

3. 两性

蛋白质分子中具有氨基和羧基,因此它与氨基酸一样具有两性。在一定氢离子浓度时,蛋白质分子的酸性解离与碱性解离相等,成为中性颗粒,所带正、负电荷相等,静电荷为零,此时溶液的 pH 值称为蛋白质的等电点(pI)。若某种蛋白质溶液的 pH 值大于 pI,该蛋白质带负电荷;若溶液的 pH 值小于其 pI,则蛋白质带正电荷。蛋白质在等电点时的溶解度最小,利用蛋白质的两性解离,可以通过电泳法分离纯化蛋白质。

4. 盐析

在蛋白质溶液中加入大量中性盐溶液,能够破坏蛋白质溶液的胶体结构而降低蛋白质的溶解性,使蛋白质变为沉淀而析出,称为盐析。常用的中性盐有硫酸铵、氯化钠、硫酸钠等。盐析时溶液的 pH 值在蛋白质的等电点时效果最好,析出的蛋白质仍具有原来的活性,加水后又可重新溶解,因此盐析是个可逆的过程,属于物理变化,利用这一性质可用于提取有活性的蛋白质。

蛋白质也可发生化学变化凝聚成固体物质而析出,如在加热、紫外线、X 射线、强酸、强碱、重金属盐,以及一些有机化合物(如甲醛、乙醇)的作用下,蛋白质发生化学变性,蛋白质失去了原来的可溶性,同时也失去了生理活性,此过程为不可逆过程。在天然产物提取过程中用乙醇沉淀法去除蛋白质类杂质,即是利用蛋白质发生化学变性的原理;新鲜的植物材料通过加热破坏酶的活性后更有利于提取天然药物中的原级苷也是利用的这个原理。

(二)鉴定

1. 沉淀反应

蛋白质可与酸(鞣质、苦味酸、硅钨酸)及多种金属盐类(硫酸铜、氯化高汞等)产生沉淀。

2. 显色反应

(1)双缩脲反应 双缩脲是由两分子尿素缩合而成的化合物,其在碱性溶液中能与硫酸铜反应生成红紫色络合物,称为双缩脲反应。蛋白质分子中含有许多和双缩脲结构相似的肽键,因此也能发生双缩脲反应。此反应既可以用于蛋白质的定性鉴别,又可以用于蛋白质的含量测定。

(2)乙醛酸反应 在蛋白质溶液中加入乙醛酸,然后加入浓硫酸,在两相溶液分界处出现红色、绿色或紫色环,摇匀后全部混合产生紫色(乙醛酸和色氨酸的缩合物颜色)。

(3)水合茚三酮反应 与氨基酸相似,蛋白质溶液中加入水和茚三酮并加热至沸,显蓝色。除脯氨酸、羟脯氨酸与茚三酮反应产生黄色物质外,所有 α-氨基酸及一切蛋白质都能和茚三酮反应生成蓝紫色物质。

(4)黄色反应 芳香氨基酸(如酪氨酸、色氨酸等)的苯环经硝酸作用,可生成黄色的硝基化合物,在碱性条件下生成物可转变为深橙色的硝醌衍生物。多数蛋白质分子含有带苯环的氨基酸,所以都会产生黄色反应(由于苯丙氨酸不易消化,需加少量浓硫酸后才能顺利发生反应)。

(5)考马斯亮蓝反应 考马斯亮蓝 G250 在酸性溶液中以游离状态存在,呈棕红色,当它与蛋白质通过疏水作用结合后即变成蓝色。

(6)酚试剂(Folin-酚试剂)反应　酪氨酸中的酚羟基能将 Folin-酚试剂中的磷钼酸及磷钨酸还原成蓝色化合物,蛋白质分子中一般都含有酪氨酸,因此都可发生反应,并且由于该反应可定量发生,常用该反应进行蛋白质的含量测定。

(7)硫的反应　如果蛋白质分子中含有半胱氨酸或蛋氨酸等含硫氨基酸,与碱或醋酸铅共热会产生黑色硫化铅沉淀。

(8)坂口(Sakaguchi)反应　当蛋白质分子中含有精氨酸时,在中性或微碱性的水溶液中加入 α-萘酚的稀氢氧化钠溶液,混匀后加入 1% 次氯酸钠溶液数滴(避免过量),出现红色反应。

(三)提取分离

1. **蛋白质分离纯化的过程和一般原则**

(1)前处理　细胞破碎,蛋白质从原来的组织或细胞中以溶解的状态释放出来。

(2)粗分级　获得蛋白质混合物的提取液后,可选用一系列适当的分离纯化方法,使目的蛋白与大量的杂蛋白分离。

(3)细分级　细分级是将样品进一步提纯的过程。样品经粗-细分级以后,一般体积较小的蛋白质和杂蛋白已经大部分被除去。

(4)结晶　由于结晶中从未发现过变性蛋白质,因此蛋白质的结晶不仅是纯度标志,也是判断蛋白质制品处于天然状态的有力指标。蛋白质纯度越高,溶液越浓,越容易结晶。

2. **提取分离的具体操作**

大部分蛋白质都可溶于水、稀盐、稀酸或碱溶液,少数与脂类结合的蛋白质则溶于乙醇、丙酮、丁醇等有机溶剂,因此,可采用不同溶剂提取分离、纯化蛋白质。

(1)水溶液提取法　稀盐溶液和缓冲系统的水溶液对蛋白质稳定性好、溶解度大,是提取蛋白质最常用的溶剂。通常用量是原材料体积的 1~5 倍,提取时需要均匀地搅拌,以利于蛋白质的溶解。提取蛋白质时一般采用低温操作,尽管多数蛋白质的溶解度随着温度的升高而增大,提高温度有利于缩短提取时间;但温度升高也会使蛋白质变性失活,因此,提取蛋白质时要注意提取温度的控制。此外,为了避免蛋白质在提取过程中降解,可加入蛋白水解酶抑制剂(如二异丙基氟磷酸、碘乙酸等)。

(2)有机溶剂提取法　一些和脂质结合比较牢固或分子中非极性侧链较多的蛋白质不溶于水、稀盐、稀酸或碱中,乙醇、丙酮和丁醇等有机溶剂是提取脂质蛋白的理想溶剂,注意也必须在低温下操作。

丁醇提取法对提取那些与脂质结合紧密的蛋白质或酶特别有效,一是因为丁醇亲脂性强,特别是溶解磷脂的能力强;二是丁醇兼具亲水性,在溶解度范围内不会引起酶的变性失活;三是丁醇提取法的 pH 值及温度选择范围广。

实训项目

实训项目一　天然药物化学成分的提取、分离、检识常用技术

一、实训目的

1. 熟悉回流、连续回流提取的原理,掌握其使用技术。
2. 熟练掌握分次萃取、TLC、PC 等的基本操作技术。
3. 学会以实事求是的态度完成岗位工作任务。

二、实训内容

1. 回流提取的原理和技术

(1)原理(教师根据搭建好的回流提取装置,讲解原理)。

(2)回流提取装置的搭建和拆卸:回流提取装置搭建时,依据"从下到上"的顺序;通冷凝水时,要保持从下进、从上出;拆卸时,依据"从上到下"的顺序。

(3)回流提取技术使用的注意事项。

2. 连续回流提取的原理和技术

(1)原理(教师根据搭建好的连续回流提取装置,讲解原理)。

(2)连续回流提取装置的搭建和拆卸:连续回流提取装置搭建时,依据"从下到上"的顺序;通冷凝水时,要保持从下进、从上出;拆卸时,依据"从上到下"的顺序。

(3)连续回流提取技术使用的注意事项。

3. 分次萃取操作技术

见第一章第三节,萃取方法与技术部分。

4. TLC 操作技术

见第一章第四节,薄层色谱法(TLC)部分。

5. PC 操作技术

见第一章第四节,纸色谱法(PC)部分。

三、实训结果

要求根据实训目的,写出实训结果。

四、分析讨论

教师根据实训教学过程、结果,带领同学进行总结,并引导同学思考、分析、讨论。

实训项目二 虎杖中游离蒽醌类成分的提取、分离和检识

一、实训目的

1. 掌握脂溶性成分和水溶性成分的分离方法。
2. 掌握用 pH 梯度萃取法分离酸性不同的游离蒽醌类成分。
3. 熟悉蒽醌类成分的一般性质和鉴别方法。

二、实训器材

微型粉碎机、水浴锅、十万分之一电子天平、万分之一电子天平、百分之一电子天平、三用紫外仪、真空水泵、电吹风机、层析缸(10cm×20cm、10cm×5cm)、气流烘干器、研钵、梨形冷凝管、500mL 圆底烧瓶、250mL 分液漏斗、量筒(10mL、50mL、100mL)、玻璃棒、玻璃漏斗、500mL 蒸发皿、不锈钢药匙、称量纸、广泛试纸(0~14)、点样毛细管、10mL 试管、表面皿、10mL 容量瓶、100mL 显色喷雾瓶、玻璃板(10cm×20cm、10cm×10cm)、胶头滴管等。

虎杖药材、大黄素对照品。

甲醇、乙醇、乙醚、石油醚(60~90℃)、乙酸乙酯、醋酸镁、三氯化铝、$NaHCO_3$、Na_2CO_3、NaOH、HCl。

三、实验原理

虎杖为蓼科植物虎杖(*Polygonum cuspidatum* Sieb. et Zucc.)的干燥根茎和根。具有利湿退黄,清热解毒,散瘀止痛,止咳化痰的功效。虎杖中的成分主要含蒽醌的大黄素、大黄酚、大黄素甲醚等游离蒽醌,大黄素-6-甲醚-8-O-D-葡萄糖苷、大黄素-8-O-D-葡萄糖苷等。

根据虎杖中游离蒽醌和苷类均可溶于乙醇而提取,因两类成分在水和乙醇中的溶解度不同采取萃取方法进行分离。

进一步分离游离蒽醌是利用它们的酸性不同,用 pH 梯度萃取法进行分离。

四、实训内容

1. 提取

取虎杖粗粉 50g,置圆底烧瓶中,用 250mL 乙醇回流提取一次,两小时,放冷,过滤,滤液加热浓缩至无醇味,得乙醇总提取物。

2. 苷和苷元的分离

取乙醇总提物,加入 15mL 水搅拌溶解,并转移至分液漏斗中,用乙醚萃取 2 次(1:1 比例),合并乙醚萃取液。

3. 游离蒽醌分离

将乙醚萃取液移至分液漏斗中,用 5% $NaHCO_3$ 水溶液萃取 3~4 次,每次 20mL,合并 $NaHCO_3$ 的萃取液,置水浴锅上加热,挥去残留的乙醚液,搅拌的同时用盐酸调节 pH=2,静置,减压过滤,沉淀用少量水洗至 pH 显中性,得大黄酸纯品。

继续分别用5％Na_2CO_3、1％NaOH作为萃取剂,同上法操作,可得大黄素和大黄素甲醚纯品。

4. 鉴别

(1)显色反应:取上述分离得到的三种样品,分别加2％NaOH水溶液、0.5％醋酸镁乙醇溶液、1％三氯化铝乙醇溶液,观察颜色的变化。

实验数据记录与处理

	NaOH	醋酸镁	三氯化铝
大黄酸			
大黄素			
大黄素甲醚			

(2)薄层鉴别:将上述分离的三种成分和大黄素对照品,点于同一硅胶G薄层板上,以石油醚-乙酸乙酯(8:1)展开剂,展开后取出,自然晾干,在365nm紫外灯下观察荧光斑点的颜色,并记录比移值。

五、注意事项

1. 采用乙醇提取的时候,要注意提取的完全。
2. 注意苷与苷元的极性差异,并利用极性差异进行分离。
3. 注意蒽醌类化合物的显色鉴别。

六、思考题

1. pH梯度萃取法的原理是什么?适用于哪些中药的分离?
2. 根据硅胶薄层色谱结果,分析蒽醌类成分的结构与比移值的关系。

实训项目三 槐米中芦丁的提取分离与鉴别检识

一、实训目的

1.通过芸香苷的提取与精制,掌握碱溶酸沉法提取黄酮类化合物的原理和操作。
2.掌握用黄酮苷水解制取黄酮苷元的方法。
3.了解黄酮类化合物的一般性质。

二、仪器与试剂

1.仪器
水泵、回流装置、抽滤装置、层析缸、试管等。

2.试药
槐米、盐酸、硫酸、硼砂、石灰水、镁粉、α-萘酚-浓硫酸试剂、三氯化铝试剂、芦丁、槲皮素对照品等。

三、实训内容

(一)概述

槐米系豆科属植物槐树(Sophora Japonica L.)的花蕾,历来作为止血药,治疗痔疮、子宫出血、吐血、鼻出血,并有清肝泻火,治疗肝热目赤、头痛眩晕的功能。其主要化学成分为芦丁(芸香苷),含量高达12%~20%,芦丁广泛存在于植物中,现已发现含有芦丁的植物高达70种以上,尤以槐米和荞麦中含量最高。药理实验证明芸香苷有调节毛细血管渗透的作用,临床上用作毛细血管性止血药,常作为高血压症的辅助用药。

(二)槐米中主要成分的物理性质

1. 芦丁(rutin)

分子式 $C_{27}H_{30}O_{16} \cdot 3H_2O$,淡黄色针状结晶。熔点为174~178℃,无水物为188~190℃。在冷水中的溶解度为1:10 000,在热水中为1:200、冷乙醇中为1:650、热乙醇中为1:60,微溶于丙酮、乙酸乙酯、吡啶,不溶于苯、氯仿、石油醚等溶剂。易溶于碱液,呈黄色,酸化后又析出。

2. 槲皮素(quercetin)

分子式 $C_{15}H_{10}O_7 \cdot 2H_2O$,黄色结晶。熔点为313~314℃,无水物为316℃。在冷乙醇中溶解度为1:290、在热乙醇中为1:23,可溶于甲醇、乙酸乙酯、吡啶、丙酮等溶剂,不溶于水、乙醚、苯、氯仿、石油醚。

槲皮素　R=H
芸香苷　R=glc-rha

(三)基本原理

1. 芦丁

分子中具有酚羟基,显弱酸性,能与碱成盐而溶于碱水液中,加酸酸化后又成为游离的芦丁而析出。也可利用芦丁对冷水和热水的溶解度相差悬殊的特性进行提取和精制。

2. 黄酮苷

可通过酸水解得到苷元和糖,并可通过薄层色谱法和纸色谱法进行检识。

(四)实训步骤

1. 芦丁的提取

(1)碱提酸沉法:称取槐米粗粉20g(压碎),加0.4%硼砂水溶液200mL,搅拌下加石灰乳调至pH8~9,加热煮沸30分钟,随时补充失去的水分,保持pH8~9,倾出上清液,用四层纱布过滤,残渣用同样的操作再提取一次,合并两次滤液,放冷,用盐酸调至pH3~4,放置冰箱中析晶,待全部析出后,减压抽滤,用蒸馏水洗涤芦丁结晶,抽干,室温下晾干,得粗制芦丁,称重。

(2)水提取法:称取槐米粗粉20g(压碎),加沸水300mL,加热煮沸30分钟,四层纱布趁热过滤,残渣用同样的方法再操作一次,合并两次滤液,放置冰箱中析晶,待全部析出后,减压抽滤,用蒸馏水洗涤芦丁结晶,抽干,得粗制芦丁,置空气中干燥后,称重。

2. 芦丁的精制

取粗制芦丁 2.0g,加蒸馏水 400mL,煮沸至芦丁全部溶解,趁热立即抽滤,冷却后即可析出结晶,抽滤,得芦丁精品。若结晶色泽呈灰绿色或暗黄色,表示杂质未除尽,遇此,可用甲醛或乙醇(参考溶解度加足溶剂)回流加热溶解,并加入 0.5% 活性炭继续回流 0.5 小时,抽滤除去炭渣,滤液放冷,待全部结晶析出后,抽滤结晶,置空气中干燥,得精制芦丁,颜色呈浅黄色,称重。

3. 芦丁的水解

取粗制芦丁 1g,研细后置于 250mL 圆底烧瓶中,加入 2% 硫酸 80mL,加热回流 30 分钟,瓶中浑浊液逐渐变为澄清的棕黄色液体,最后生成鲜黄色沉淀。放冷沉淀,抽滤,保存滤液(应为澄清无色液体),作为糖的检查,沉淀物为芦丁苷元(槲皮素),用蒸馏水洗至中性,抽干水分,晾干,称重。得粗制槲皮素,再用乙醇重结晶得精制槲皮素。

4. 鉴定

(1)呈色反应:取芦丁及槲皮素精品约 10mg,各用 5mL 乙醇溶解,制成样品溶液,按下列方法进行实验,比较苷元和苷的反应情况。

1)Molish 反应:取样品溶液 1mL,加 10% α-萘酚 1mL,振摇后斜置试管,沿管壁滴加 0.5mL 硫酸,静置,观察并记录液面交界处的颜色变化。

2)盐酸-镁粉反应:芦丁与槲皮素溶液分别置于两试管中,加入金属镁粉少许,盐酸 2~3 滴,观察并记录颜色变化。

(2)色谱鉴定——芦丁和槲皮素的薄层层析。

1)层析材料:硅胶 G 薄层板。

2)点样:提取的芦丁及槲皮素的乙醇溶液和对照品的乙醇溶液。

3)展开剂:乙酸乙酯:甲酸:水(10:2:3)。

4)展开方式:预饱和后,上行展开。

5)显色:前后,置日光及紫外灯光(365nm)下检视色斑的变化,或喷洒 0.1% 三氯化铝溶液检视斑点。

6)观察记录:记录图谱及斑点颜色。

四、注意事项

1. 提取过程中,加入硼砂的目的是为了保护芦丁分子中邻二酚羟基,以减少其氧化,并使其不与钙离子结合(钙盐络合物不溶于水),使芦丁不受损失,提高产率。

2. 加入石灰乳即可以达到碱性溶解提取的目的,还可以除去槐米中的多糖类、其他物质等,但碱性不宜过高(pH 不超过 10),因为在强碱性条件下煮沸,时间稍长就可促使芦丁水解破坏,降低产率。

3. 酸化时 pH 不可过低,否则会使芦丁形成。

五、思考题

1. 黄酮类化合物还有哪些提取方法?芦丁的提取还可用什么方法?
2. 酸水解常用什么酸?为什么用硫酸比用盐酸水解后处理更方便?
3. 怎样正确鉴定芦丁?

实训项目四　八角茴香中挥发油的提取、分离与检识

一、实训目的

1. 能够应用挥发油含量测定器对八角茴香中的挥发油进行提取和分离。
2. 熟练掌握挥发油中化学成分的薄层色谱定性检识技术。
3. 熟悉基本操作过程及注意事项。

二、实训仪器与试剂

1. 仪器

水蒸气蒸馏装置、轻型挥发油含量测定器、薄层色谱等设备。

2. 试剂

八角茴香、蒸馏水、石油醚、乙酸乙酯、香草醛-浓硫酸。

三、实训原理

八角茴香为木兰科植物八角茴香干燥成熟的果实,含挥发油约 5%。主要成分是茴香脑,茴香脑为白色结晶,熔点 21.4℃,溶于苯、乙酸乙酯、丙酮、二硫化碳及石油醚,几乎不溶于水,茴香脑占总挥发油的 80%~90%。此外,尚有少量甲基胡椒酚、茴香醛、茴香酸等。

八角茴香挥发油具有挥发性,可利用水蒸气蒸馏法提取,在试验时可使用挥发油含量测定器或一般的水蒸气蒸馏装置提取挥发油;挥发油的组成成分复杂,常含有烷烃、烯烃、醇、酚、醛酮、酸等官能团。因此,可选择适宜的检识试剂在薄层板上进行点滴试验,从而了解组成挥发油成分的结构类型;挥发油中各类成分的极性不相同,一般不含氧的萜烯类化合物极性小,在薄层板上可被石油醚较好地展开;而含氧的化合物极性较大,可被石油醚与乙酸乙酯混合溶剂较好地展开,为了使挥发油中各组分能在同一块薄层板上进行分离,可采用单向二次色谱法展开。

四、操作步骤

（一）提取

取八角茴香 50g 捣碎,置挥发油含量测定器烧瓶中,加 500mL 水与玻璃珠（3~5 粒）,连接挥发油测定器与回流冷凝管,自冷凝管上端加水使其充满挥发油测定器的刻度部分,并溢流入烧瓶时为止,缓缓加热至沸提取,至测定器中油量不再增加,停止加热,放冷,分取油层,计算得率。也可将捣碎的八角茴香置烧杯中,加适量的水浸泡湿润,按一般水蒸气蒸馏法蒸馏提取。

（二）分离茴香脑

将所得八角茴香油留出少量做薄层检查,其余置冰箱中冷却 1 小时,可见白色结晶析出,低温滤过,得到茴香脑结晶,滤液为析出茴香脑后的八角茴香油。

(三)八角茴香油的检识

1. 油斑试验

将八角茴香油滴一滴在滤纸片上,常温或加热观察油斑是否消失。

2. 薄层点滴反应

取硅胶 G 薄层板(8cm×14cm)1 块,将八角茴香挥发油用 95％乙醇稀释 5～10 倍,用滴管分别滴在薄层板上,再将各种试剂依次分别交叉点在相应的斑点上(每个斑点只点 1 种试剂)。根据选用的显色剂,通过观察颜色的变化,初步推测八角茴香中可能含有化学成分的结构类型。

3. 单向二次展开薄层色谱

取制好的硅胶板(8cm×14cm)一块,在距底边 1.5cm、板长 8cm 处、13cm 处分别用铅笔画出起始线、中线及前沿。将挥发油点在起始线上,先在石油醚-乙酸乙酯(85∶15)展开剂中展开至薄板中线时取出,挥去展开剂;再以石油醚展开至前沿时取出,挥去展开剂;用香草醛-浓硫酸显色剂显色,于 105℃加热数分钟后,观察斑点的数量、位置及颜色,初步推测挥发油中可能含有的化学成分的数量。

五、注意事项

1.挥发油含量测定装置分为两种。一种使用于相对密度小于 1.0 的挥发油测定,另一种用于测定相对密度大于 1.0 的挥发油。《中国药典》规定,测定相对密度大于 1.0 的挥发油,也可在相对密度小于 1.0 的测定器中进行,其方法是在加热前,预先加入 1mL 二甲苯于测定器内,然后进行水蒸气蒸馏,使蒸出的相对密度大于 1.0 的挥发油溶于二甲苯中,由于二甲苯的相对密度为 0.8969,一般能使挥发油与二甲苯的混合溶液浮于水面。计算挥发油的含量时,扣除加入二甲苯的体积即可(实验图 4-1)。

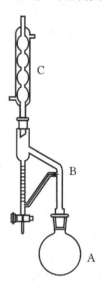

A.硬质圆底烧瓶
B.挥发油测定器
C.冷凝管

实验图 4-1　挥发油测定器

2.提取完毕,须待油水完全分层后,再将挥发油放出。

3.挥发油易挥发逸失,因此进行薄层点滴反应时,操作应及时,不宜久放。

4.喷洒香草醛-浓硫酸显色剂时,应于通风橱内进行。

5.利用薄层点滴反应检查八角茴香挥发油组成时,点滴操作时试剂的斑点与八角茴香挥发油的斑点呈交叉状态,以便于对比观察颜色的变化。

6.进行单向二次展开时,在第一次展开后,应将展开剂完全挥去,再进行第二次展开,否则将改变第二次展开剂的极性,从而影响分离效果。

六、实训思考

1.用挥发油含量测定器提取挥发油应注意什么问题?

2.挥发油的单向二次展开时,为什么先用石油醚与乙酸乙酯的混合溶剂进行第一次展开,再用石油醚进行第二次展开?

实训项目五　黄柏中小檗碱的提取、精制与检识

一、实训目的

1. 能够运用渗漉法、盐析法和结晶法对黄柏中的小檗碱进行提取和分离。
2. 运用薄层色谱法和化学法鉴定小檗碱。

二、实训材料

黄柏粗粉、石灰乳、NaCl、HCl、NaOH、H_2SO_4、丙酮、氯仿、甲醇、漂白粉、中性氧化铝、盐酸小檗碱对照品、天平、烧杯、渗漉筒、紫外灯、层析缸。

三、实训内容

(一) 实训原理

黄柏为芸香科植物黄皮树（*Phellodendron chinense* Schneid）的干燥树皮，习称"川黄柏"。黄柏具有清热燥湿、泻火除蒸、解毒疗疮的功效，临床常用于治疗湿热泻痢、黄疸尿赤、带下阴痒、热淋涩痛、脚气痿躄、骨蒸劳热、盗汗、遗精、疮疡肿毒、湿疹湿疮。盐黄柏滋阴降火，用于治疗阴虚火旺、盗汗骨蒸。黄柏中主要含有小檗碱（berberine），其结构如下：

黄柏含小檗碱1.37%～5.8%，关黄柏含小檗碱0.60%～1.64%。

小檗碱又名黄连素，利用其可溶于水、而盐酸小檗碱几乎不溶于水的特性，先将药材用石灰乳润湿，使药材吸水膨胀，小檗碱游离，同时可使黄柏中含有的黏液质沉淀。用水渗漉提取小檗碱，再将其转化成盐酸盐而沉淀析出，结合盐析法得到盐酸小檗碱。

(二)实训步骤

1. 提取

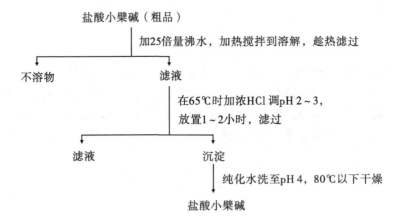

2. 精制

3. 鉴定

(1)取盐酸小檗碱(自制)约50mg,加纯化水5mL,加热溶解,加10% NaOH 2滴,显橙色,溶液放冷后,滤过,滤液加丙酮数滴即产生黄色丙酮小檗碱的沉淀。

(2)取盐酸小檗碱(自制)少许,加稀 H_2SO_4 2mL溶解后,加漂白粉少许,显樱红色。

(3)盐酸小檗碱的薄层色谱鉴定

1)吸附剂:中性氧化铝(软板)。

2)展开剂:氯仿-甲醇(9∶1)。

3)显色剂:紫外灯下观察荧光或自然光下观察黄色斑点。

4)试样:0.1%盐酸小檗碱乙醇液(自制)。

5)对照品:0.1%盐酸小檗碱乙醇液。

(三)实训注意事项

1. 药材装入渗漉筒时,渗漉筒底部应放一块脱脂棉,药材全部装完后,顶部盖一张滤纸并压上洁净的鹅卵石。

2. 加入 NaCl 的目的是将小檗碱转化成盐酸盐并降低其在水中的溶解度。其用量不宜超过 10%,否则溶液的相对密度增大,造成盐酸小檗碱呈悬浮状态难以下沉,滤过困难。

3. 在精制盐酸小檗碱时,因盐酸小檗碱放冷易析出结晶,所以加热溶解后,要趁热滤过,防止其在滤过时冷却析出结晶,使滤过困难并造成提取率降低。

实训项目

黄柏中小檗碱的提取、精制与检识实训报告

专业_____ 班级_____ 姓名_____ 学号_____ 实训时间_____ 成绩_____

1. 实训目的
2. 实训原理
3. 提取的操作流程
4. 实训结果

提取结果

黄柏粗粉重量(g)	盐酸小檗碱重量(g)	提取率(％)

定性试验结果

试 剂	现 象	结论及解释

薄层色谱结果

	对照品溶液	试样溶液
	盐酸小檗碱	盐酸小檗碱
原点至斑点中心的距离(cm)		
原点至溶剂前沿的距离(cm)		
R_f		

5. 实训小结与讨论
6. 实训思考
7. 教师评语

教师签字_____ 年 月 日

参考答案

第一章

一、1. E 2. A 3. C 4. B 5. E 6. B 7. D 8. A 9. D 10. E 11. C 12. E 13. A
14. B 15. E 16. A 17. E 18. E 19. D 20. B 21. E 22. B 23. A 24. E

第二章

一、1. A 2. D 3. C 4. C 5. E 6. B 7. A 8. B 9. E 10. C 11. A 12. D 13. B
14. A 15. D 16. AB 17. ABD 18. ABE 19. BDE 20. ACD

二、

1. 答：

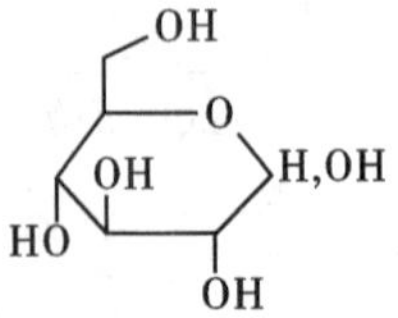

D-葡萄糖 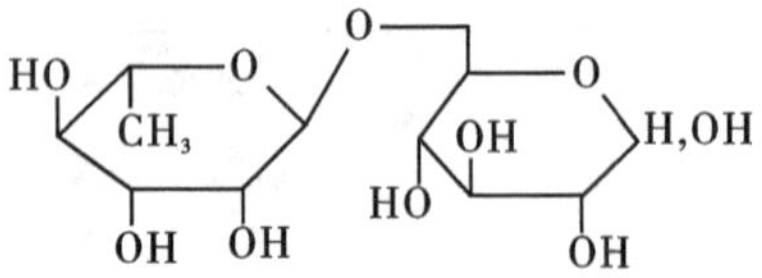 芸香糖

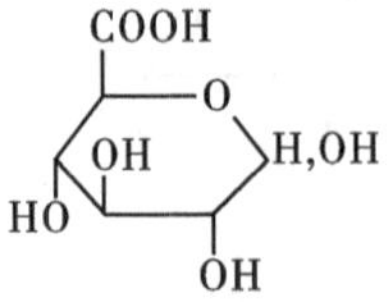

D-葡萄糖醛酸 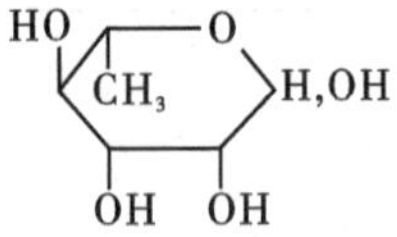 L-鼠李糖

2. 答：苷键具有缩醛结构，易被稀酸催化水解。水解发生的难易与苷键原子上的电子云密度及其空间环境有密切关系。有利于苷键原子质子化，就有利于水解。酸催化水解难易大概有以下规律：

(1) 按苷键原子的不同，酸水解的易难顺序为：N—苷 > O—苷 > S—苷 > C—苷。

(2) 按糖的种类不同

① 呋喃糖苷较吡喃糖苷易水解。

② 酮糖较醛糖易水解。

③ 吡喃糖苷中，吡喃环的 C—5 上取代基越大越难水解。

④ 氨基糖较羟基糖难水解，羟基糖又较去氧糖难水解。

(3) 按苷元不同

① 芳香族苷比脂肪族苷易水解。

②苷元是小基团的,横键上原子易于质子化,故苷键横键的比苷键竖键的易水解;苷元为大基团时,苷键竖键的比横键的易于水解。
3.答:酶是专属性很强的生物催化剂,酶催化水解苷键时,可避免酸碱催化水解的剧烈条件,保护糖和苷元结构不进一步变化。酶促反应具有专属性高,条件温和的特点。
4.略

第三章

一、1.D 2.C 3.A 4.C 5.A 6.A 7.B 8.C 9.C 10.A
二、
1.利用 Gibb's 反应鉴别,有颜色反应的是 A,反之为 B。
2.先利用 Molish 反应,有界面处有紫色圆环产生为 C;再利用 Gibb's 反应鉴别,有颜色反应的是 B,反之为 A。
三、答:由于香豆素母核结构中含有内酯环,在碱水中可以开环,加酸可以闭合生成香豆素的性质。在提取时要注意加碱条件要温和,比如碱的浓度要小,反应时间不宜长,温度不要太高等。

第四章

一、1.A 2.D 3.C 4.B 5.B 6.C 7.C 8.C 9.B 10.A 11.B 12.C 13.E
二、答案要点:该三个成分都是游离态的,用 95% 的乙醇提取、过滤、浓缩后,用适量乙醚溶液萃取,在乙醚层中依次用 5% $NaHCO_3$、5% Na_2CO_3、2% $NaOH$ 分别萃取,各萃取溶液经浓缩,用盐酸酸化后可以依次分别得到(1)、(3)、(2)。

第五章

一、1.D 2.C 3.E 4.E 5.C 6.B 7.B 8.C 9.D 10.C
二、1.ABE 2.AB 3.BCDE 4.ABCDE 5.ABD 6.BCDE 7.ABCD 8.AE 9.ABD 10.BE

第六章

一、
(一)1.A 2.D 3.B 4.D 5.E 6.E 7.B 8.C 9.D 10.D
(二)1.D 2.E 3.A 4.B 5.C
(三)1.ACD 2.ABDE 3.ABC 4.ACD 5.ABCDE
二、略

第七章

一、略
二、
(一)1.D 2.D 3.C 4.A 5.A 6.A 7.A 8.B 9.D 10.D
(二)1.ABCDE 2.ABD 3.AB 4.ABCD 5.ABC
三、略

第八章

一、略

二、
(一) 1. D 2. B 3. D 4. D 5. A 6. A 7. C 8. C 9. B 10. D 11. D 12. B 13. A 14. B 15. E

(二) 1. ABCDE 2. ABE 3. AE 4. ABDE 5. BDE

三、略

参考文献

[1] 张须学. 天然药物化学[M]. 西安:西安交通大学出版社,2012.
[2] 吴立军. 天然药物化学[M]. 6版. 北京:人民卫生出版社,2012.
[3] 吴剑峰,王宁. 天然药物化学[M]. 2版. 北京:人民卫生出版社,2013.
[4] 冯彬彬. 天然药物化学[M]. 北京:中国医药科技出版社,2015.
[5] 国家食品药品监督管理总局、执业药师资格认证中心. 中药学专业知识一(2015)[M]. 北京:中国医药科技出版社,2015.
[6] 国家药典委员会. 中华人民共和国药典(2015年版)[M]. 北京:中国医药科技出版社,2015.